临床麻醉治疗与监护

主　编　李　婷　冯玲玲　初丽丽　翟国强
　　　　郝　璐　孙卿卿　张　成　亢　平

吉林科学技术出版社

图书在版编目（CIP）数据

临床麻醉治疗与监护/ 李婷等主编. -- 长春：
吉林科学技术出版社, 2021.6
ISBN 978-7-5578-8102-3

Ⅰ.①临… Ⅱ.①李… Ⅲ.①麻醉－治疗②麻醉－护
理 Ⅳ.①R614②R473.6

中国版本图书馆CIP数据核字(2021)第103137号

临床麻醉治疗与监护

主　　编	李婷　冯玲玲　初丽丽　翟国强　郝璐　孙卿卿　张成　亢平
出 版 人	宛　霞
责任编辑	刘建民
封面设计	周砚喜
制　　版	山东道克图文快印有限公司
幅面尺寸	185mm×260mm
开　　本	16
印　　张	10.5
字　　数	180 千字
页　　数	168
印　　数	1-1 500册
版　　次	2021年6月第1版
印　　次	2022年5月第2次印刷
出　　版	吉林科学技术出版社
发　　行	吉林科学技术出版社
地　　址	长春市净月区福祉大路5788号
邮　　编	130118

发行部传真 / 电话　0431-81629529　81629530　81629531
　　　　　　　　　　　81629532　81629533　81629534

储运部电话　0431-86059116
编辑部电话　0431-81629518

印　　刷	保定市铭泰达印刷有限公司
书　　号	ISBN 978-7-5578-8102-3
定　　价	68.00元

编委会

主　编　李　婷（潍坊医学院附属医院）
　　　　冯玲玲（枣庄市立医院）
　　　　初丽丽（潍坊市中医院）
　　　　翟国强（潍坊市脑科医院）
　　　　郝　璐（潍坊市人民医院）
　　　　孙卿卿（潍坊市人民医院）
　　　　张　成（电子科技大学医学院附属妇女
　　　　　　　　儿童医院·成都市妇女儿童中心医院）
　　　　亢　平（成都市公共卫生临床医疗中心）

副主编（按姓氏笔画排序）
　　　　于明圣（青岛市中心医院）
　　　　吕　辉（潍坊市人民医院）
　　　　曲丹丹（潍坊市人民医院）
　　　　任海娟（潍坊市脑科医院）
　　　　衣汉坤（潍坊玛丽妇产医院）
　　　　刘玉银（潍坊市中医院）
　　　　刘丽娜（潍坊市中医院）
　　　　纪奕聪（潍坊市中医院）
　　　　张　彬（齐鲁儿童医院）
　　　　张　敬（潍坊市中医院）
　　　　徐芬兰（成都市公共卫生临床医疗中心）
　　　　唐作垒（三六三医院）
　　　　窦志昊（潍坊市中医院）
　　　　鞠明静（潍坊市人民医院）

目　录

第一章 麻醉概论

第一节 麻醉学的发展史

就麻醉而言，从其出现、发展，直至演变成现代医学重要分支学科之一的麻醉学，经历了许许多多曲折与艰辛的历程，既有催人奋进的成功经验，同时也包含着无数次的失败、痛苦和教训。若追溯至很久很久以前，麻醉用于病人手术镇痛则是极其残忍的。

据史料记载，历史上最早的麻醉方法大致有三种。

其一是窒息法：使病人窒息后意识暂时丧失而达到无痛的目的，此时外科医师可以操刀手术，此法最早用于小儿包皮环切术。

其二是震荡法：即用一只木碗扣在病人的头上，再用木棍猛击木碗，造成病人脑震荡而暂时失去知觉，然后实施外科手术。

其三是缓痛法：即用冰冷的水或冰块放置病人的病变部位或压迫其局部的神经，以减轻疼痛，然后再进行手术，这一方法被罗马人所应用。然而，病人却是痛苦不堪的。

上述原始的麻醉方法虽极其粗暴、野蛮、残忍和无安全保障，但在那远古的历史年代毕竟是为寻求减轻手术痛苦的方法而尝试的一种勇敢且伟大的实践与探索，应该说是了不起的开创和进步，它为后人寻找更为可行、先进与安全、可靠的麻醉方法及技术开阔了视野，积累了经验，提供了思路。

有着悠久历史的中国，在麻醉方面曾有过辉煌的成就。早在公元前1世纪前后的《史记》中即有我国古代名医扁鹊成功地实施麻醉的记载。此外，被誉为古老中国外科学鼻祖的华佗，也是最早的麻醉实践家和开拓者，记载中的"既醉无所觉"就有全身麻醉的含义。

早先的麻醉是由外科医师自己施行，麻醉后再手术。1846年乙醚麻醉的成功，标志着麻醉学进入初级阶段。第一次世界大战时期，由于医学科学发展的需要，麻醉工作逐渐有专业人员实施。第二次世界大战后，外科学在麻醉的辅佐下得到了突飞猛进的发展，也促使麻醉专业成为独立的学科，即麻醉学。此后麻醉药理学、药效学和药动学等研究不断发展，麻醉生理、麻醉物理也相应显著提高，于是麻醉学有了较丰富的理论基础，这些基础理论不仅可指导和丰富临床麻醉实践，而且使麻醉的含义亦远远超越了以单纯的镇痛来达到手术目的的要求，麻醉的范围从临床麻醉已逐渐扩展到疼痛诊疗学和生命复苏与重症监测治疗学。

现代临床医学中的麻醉一般分为全身麻醉、椎管内麻醉、区域阻滞和局部麻醉。由于局部麻醉操作单纯、简便，往往由手术医师自行操作即可，而前三种则必须由麻醉医师实施，并对病人的生命体征进行全程的监测、管理、调控与治疗，其目的在于既要达到手术中病人无痛，又要为手术医师的操作创造良好条件，还必须保障病人围术期的生命安全。

现今麻醉学已成为一门研究临床医学（麻醉侧重）、重症监测治疗、生命急救与复苏、疼痛机理与疼痛治疗的学科，尤其在抢救危重和处理疑难病人方面，充分发挥了其专业特长的重要作用，麻醉学已成为具有多学科理论和技术的综合性学科。

第二节　麻醉在临床医学中的重要作用

临床麻醉是集中基础医学、临床医学，以及其他相关学科的有关理论，以研究与消除手术病人的疼痛，保障病人的安全，为手术顺利进行提供良好条件的一门学科。众所周知，临床上许多疾病需手术治疗病人才能康复，而手术则必须在无痛、舒适、镇静、睡眠或神志消失下进行，大多手术又需要以肌肉松弛为条件，且在整个手术过程中需要确保病人的生命安全，这必须在麻醉医师正确实施麻醉，并对病人生理功能进行监测、调节下才能实现，而且还需防止和避免围术期并发症及不良反应的发生。此外，随着社会人口不断趋向老龄化，各种创伤、灾难性突发事件与危重疑难病人的发生率增高，以及新病种的出现导致呼吸心搏骤停事件在任何环境、任何地点、任何时间均可发生。突发性呼吸、心搏停止通常意味着死亡的来临，或称"临床死亡"的开始。近代医学认为，突发性原因所致的临床死亡在一定的条件下是可逆的，为使病人呼吸、心搏恢复所采取的抢救措施称为心肺复苏紧急抢救，其最终目的不仅是要使病人存活，更重要的是使病人意识（脑功能）得以恢复。因此，抢救期间首先是进行胸外按压，然后开放气道建立有效的人工呼吸道，以便进行基本的基础生命（呼吸）支持。气管内插管技术，以及急救与复苏治疗则是麻醉科医师的专长与强项，就此而言，麻醉医师挽救了许许多多病人的生命。

以当今麻醉而论，麻醉学科由过去单纯的临床麻醉模式，已发展成疼痛诊疗（包括癌症病人镇痛等）、危重疾病的监护与治疗，以及心肺脑复苏等多元模式。现今在整个外科领域里，从刚出生的胎儿至百岁老人，从危重疑难病人到各类复杂的组织器官畸形，乃至各种器官移植等手术，在麻醉医师的保驾护航下，已经不存在外科手术禁区，而且手术病人的安全性也大为提高，这主要是由麻醉学科的发展所决定的，也足以说明临床麻醉在临床医学上的重要地位。

第三节　临床麻醉与手术疾病

外科系统疾病的治疗大都以手术为主要手段，而手术则必须实施麻醉，由于病变部位的不同，年龄及全身状况的差异，其麻醉方法与特点也各有侧重。

（1）腹腔与胸腔手术除消除病人疼痛外，还必须使病人肌肉组织松弛，使腹腔、胸腔脏器塌陷、松弛，方能创造手术操作条件。

（2）神经外科手术（如开颅）除避免切皮、缝皮疼痛外，降低颅压、抑制气管内插管引起的呛咳（呛咳可使颅压一过性猛增，脑组织创面易出血）也是临床麻醉的重要环节。

（3）五官与颌面部手术除达到无痛条件外，还必须保障呼吸道通畅。

（4）有些手术可以实施区域麻醉来完成（如神经阻滞等），有些手术则必须在全身麻醉下方可进行。

（5）部分手术病人仅面罩供氧就能使机体氧合良好，而另一部分手术病人则必须建立人工呼吸道（如气管内插管）才能保障安全。

（6）为提供良好的手术操作条件，麻醉期间还需调控病人的血压和心率，降低病人的体温等。

（7）小儿手术的麻醉主要侧重于呼吸功能管理，而老年病人则主要侧重于循环系统的稳定。

（8）临床麻醉一般使病人处于两种状态，一种是病人术中既无痛，又意识消失。另一种是病人术中无痛，但神志清醒。前者使病人由神志清醒进入消失（可逆性），手术完毕再使意识恢复，病人自身保护性反射也由抑制转至术前状态，这就是所谓的全身麻醉。而后者是病人术中全程意识清楚，只是支配手术部位的神经被阻断，而无疼痛之感觉，是麻醉医师采取的区域神经阻滞。两者各有利弊，麻醉医师往往根据实际情况而选择。

鉴于临床麻醉与人体的病理生理、全身状况，以及手术操作方式密切相关，因此，麻醉医师必须清楚病人疾病的病理生理、脏器功能状况、手术部位与手术特点及步骤，结合麻醉自身的特点，制定合理的麻醉方案，有时须与手术医师共同协商，以便达到理想的麻醉与治疗效果。

第四节　医疗质量与人文医学

我国正处于社会的转型变革时期，市场经济的加速运行，使得医疗系统不可避免地受到冲击和干扰，在市场经济无孔不入的影响下，确实有极少数医务人员在临床工作中缺乏责任感、缺乏服务意识、缺乏爱心，这些问题自然影响到医患之间的关系及整个社会的和谐。

医疗质量是医务工作者在医疗活动中必须保证的第一要素，医疗质量的保障是医疗安全的基础和根本。人的生命只有一次，故最珍贵的是生命，病人对医师以生命相托，因此，作为医务工作者必须转变过去传统的、单纯的、初级阶段的"救死扶伤"的观念，将全方位医疗质量体现在整个医疗活动中。对于病人除加强医疗质量外，还务必具有人文关怀的理念。

因此，作为医务工作者必须要以病人为中心，以质量为根本，在基础理论知识的指导下，努力提高临床业务水平，全方位为病人的麻醉质量和康复负责。

处于病痛中的病人最需要的是理想的医疗服务、高超的技术与富有情感的人文关怀，临床上病人所期盼的是解除病痛，早日康复，医术精益求精，降低费用，还有医师发自内心的关爱，而不是口是心非，利益第一。如果我们的医师都能真正做到全方位的医疗服务，视病人如亲人，那么就会减少社会对医师的不满与指责，使社会更加和谐、美满、温馨。

第五节　麻醉前签订医患双方知情同意书

临床医学并非完全等同于其他自然科学，因它有着与其他自然科学不同的显著特点，那便是它的研究对象是我们人类自身，故医学发展非常缓慢，且在很大程度上依赖于其他自然科学的成就。近几十年来大量高科技成果应用于医学领域，使得医学得以飞速发展。但值得强调的是，生存权是神圣的，是至高无上的，就医学而言，人体组织与器官不允许随意"打开"，随便"拆卸"，随心"取材"，或做这样那样的试验。因此，医学在所有自然科学中成为发展最为缓慢的一门科学。此外，面对临床医学现状，医学界有时却显得那么疲软和无力，对有些疾病，医师又是那样无策、无能和无奈。医学知识及医师的能力远远滞后于疾病的发生和发展，这是事实，是客观存在的。

同临床医学一样，临床麻醉本身也是经验科学的体现，从某种意义或角度上讲，临床实践越多，就越早的获得经验并加以积累，无论是直接的，还是间接的，最终均能使病人受益。但是，随着病人对自身健康的日益关注和维权意识的增强，其对医疗质量的期望值显著增高，甚至稍有不满，病人或家属就想讨个说法，造成现今病人与医院对簿公堂的报道不断见诸媒体，且索赔金额不断攀升的现象。因此，一个必须思考的问题是：任何医疗行为本身都具有高风险性，故术前医患双方签订医疗同意书尤为重要。

一、新《医疗事故处理条例》颁布的思考

由于临床上有些医疗意外是无法预料的，许多并发症也是无法完全避免的，故医疗纠纷一直是困扰医患双方的棘手问题。

从2002年9月起，一旦发生医疗事故争议，需进行医疗事故技术鉴定，医疗机构要提交有关医疗事故技术鉴定材料，包括：住院病人的病程记录、疑难病例讨论记录、会诊意见、上级医师查房记录、手术与麻醉同意书、麻醉记录单等病历资料原件，以及抢救危急病人，在规定时间内补记的病历资料原件等。这在国务院新近通过的《医疗事故处理条例》中有明确规定。《条例》还规定，医疗机构无正当理由未依照规定如实提供相关材料，导致医疗事故技术鉴定不能进行的，应当承担责任。

病案与相关医患双方同意书是伤残评定、医疗保险及医疗纠纷和医疗事故鉴定的法律依据。写好病案记录，签订相关同意书，是杜绝因病程记录存在缺陷而引发医疗纠纷的关键，也是医院管理的重要工作内容。病案缺陷主要有：记录不及时、不准确、不连贯，记录和各1项检查单缺项、漏项，记录凭印象，甚至虚构、张冠李戴等。作为医务人员一定要清楚，病案是具有法律效力的文本或依据，必须引起高度重视，客观、真实、准确、及时、完整规范地进行记录。《条例》对发生医疗事故争议时规定，死亡病例讨论记录、疑难病例讨论记录、上级医师查房记录、会诊意见、病程记录，应当在医患双方在场的情况下封存或启封。因此，如果医务人员不强化法律意识，不注意尽可能地保存具有法律效力的病案资料，一旦发生医疗纠纷，在"举证责任倒置"面前便会十分被动，甚至承担全部责任。

在临床诊疗中，医患双方签订同意书，不仅家属是志愿者，医师也是志愿者，当病人及家属指责医师利用同意书来"逃避"责任时，有谁想到这张同意协议书中的依据有着特殊的"分量"。任何医师都希望把病人医治好，谁也不愿意发生意外，但是愿望不能替代事实。临床麻醉中可能发生或出现的不良后果，对病人是一种风险，对医师又何尝不是一种风险。当意外或并发症发生时，无论是病情本身所致，或是医师的技术有限引起，还是不可避免的意外结果造成，医师都要被同行所监督，除承担良心的谴责，还要接受无数的调查。因此，相信每位医师在同意书上签字时，心情绝对不比签署同意书的患方轻松。同意书是保护病人和医师共同利益的一种有效形式，当然作为医师必须具备良好的职业道德，努力提高自己的医疗技术水平，同时也要体谅病人及家属的心情。另一方面，作为病人在保护自己切身利益的同时，也理应谅解医师，即在复杂、多变的医学领域里，别忘了医师是人不是"神"。由于我国处理医疗纠纷的法律、法规还不健全，造成医患关系比较紧张。现今之所以一些医师不敢做一些疑难与高风险的手术及麻醉，是因为一旦出了问题缺乏足够的法律依据作保障，这就限制了医学的发展，同时也损害了病人的切身利益。

二、医务工作者应具备自我保护意识

由于医学科学对人体认识的局限性和有限性，以及病人的病情与病理生理存在着显著的个体差异，尤其全身情况差且伴有多种并发症者，临床麻醉不能保障只能向病人所期望的效果发展，麻醉风险随时出现。此外，医院医疗设备、器械的优劣，临床医师实践能力与技术水平的高低，以及病情的变化等，致使检查与治疗的病人可能会出现并发症或不良后果，其意外时有发生。例如：如某病人就病情与全身状况若不进行麻醉及手术，病人肯定因此死亡。而及时抢救治疗，则有生存希望，但存在着较高的术中死亡风险。尽管医师术前告知其危险性，病人及家属完全同意，甚至也在相关病历中签字，但未在医患双方同意书中签字，一旦病人死亡，家属还是将医院告上了法庭，结果判决医院承担相应责任。这说明，随着人们的法律意识不断提高，许多病人及其家属对所发生的医疗相关问题，常以法律的形式向有关部门提出诉讼，甚至少部分病人及家属采取过激的方式来处理，进而引起医疗纠纷复杂化。如果麻醉医师在实施麻醉前对可能发生的问题（包括意外及并发症等）只有口述，而没有文字记录，事后对所发生的问题就难以解释或澄清，口述无凭。因此，各种同意书制度的建立，为医患矛盾正确处理提供了一定的文字依据。目前医疗纠纷诉诸法院的案件越来越多，同时公众及媒体大都倾向于病人一方。所以，为避免发生或尽可能减少医患纠纷，书面文字形式往往可以作为一定的法律依据，每一位医护工作者都应懂得"防范"二字尤为重要，时刻要有自我法律保护意识。

三、麻醉前的知情同意

知情权是公民人身权的组成部分之一，与公民生命健康息息相关。根据我国的有关法律规定，明确告知病人病情与治疗的真实情况是医院的法定义务，病人享有对治疗后果的知情权，并在此基础上权衡利益轻重，以选择是否接受麻醉与手术。侵害病人的知情权实质上是侵害了病人的选择权，本身就是一种医疗过错。值得提醒的是，侵害知情权的行为属民事侵权行为，其责任承担与否应基于该行为是否符合侵权责任的构成要素，即行为人行为违法，行为人本身有过错，有损害后果，行为和损害后果之间存在因果关系。

尊重病人的自主权已成为现代医学道德规范中的重要内容和原则，也是医患关系的基础。病人不仅对自己患病的病因、诊断方法、发展过程、治疗手段以及可能的预后等具有知情的权利，而且对医师治疗上的决定可行使同意或否决的权利，这就是知情同意权。因此，则派生出手术前、麻醉前以及其他特殊治疗前（包括气管内插管等）的谈话记录。特殊治疗前谈话是医务工作者履行告知和说明义务，也是病人对可能发生的医疗行为风险与痛苦予以表示理解和同意。

由于麻醉本身即存在着风险，故麻醉前务必向病人或直系亲属告知有关实施麻醉中的风险，包括麻醉诱导与麻醉维持期间可能出现的不良后果及难以避免的并发症等，并应将麻醉前谈话内容详细记录在同意书中。当然，即使自感面面俱到，可能还会有不周的方面，但至少使医方自身有了较大的抗辩空间，故务必注意书面记载的方式与要项。

四、签订麻醉同意书

麻醉本身也是临床医学中的高风险技术之一，由麻醉引起的并发症、不良后果、甚至死亡时有发生。作为医护人员则必须认识到，即使具有较扎实的理论知识和临床经验，临床实践中也未曾出现过差错或失误，但只要继续从事医学工作，就有可能发生失误或差错。因为医学领域里的未知数远比已知的多得多，很多医疗纠纷是由于医师同病人或其家属之间沟通不够或潜在的隐患未能讲清所引起的。举例，如院内或院外实施紧急气管内插管抢救，其家属可能旁观。操作者稍不慎或失误，技术不佳，即可引起意外，如牙齿脱落、口腔黏膜损伤、导管误插食管，以及插管失败，甚至病情恶化等，均会遭到家属及旁观者的非议，乃至过激行为。因此，插管前必须向家属阐明并签字。

回顾过去，由于医疗单位的法律意识普遍淡薄，致使各种医疗行为缺乏法律依据支持。如目前医院中所使用的格式化手术前、麻醉前以及其他特殊治疗前的同意书，只有医师的谈话内容，而没有病人及家属的谈话内容，虽有患方签字，但在诉讼时患方常以种种理由予以否认，故麻醉前谈话应当采取医患双方一问一答的方式进行并记录，最后双方签字。由于内容全面，记录详细，一旦发生纠纷时可以成为医方的一份有效证据。

麻醉前与病人或家属谈话需有一定的艺术和策略，在谈到实质问题时，如气管内插管中可能发生并发症或意外，甚至出现不良后果等问题，不能夸大，也不宜说小，应实事求是，认真负责。类似保证安全类的话不能承诺，一旦病人出现意外，则完全处于被动状态。

尽管医务人员所做的一切治疗都是以病人的康复与病情恢复为出发点，但在实际操作中却可能碰到相当多的难题，尤其一些家属态度比较激烈，认为医师是故意吓唬他们，麻醉同意书纯粹是医师的"挡箭牌"，是用来"推卸责任"的。有时病情非常危急，但家属仍不愿签同意书。签订同意书，其目的是让家属对病情和麻醉中可能发生的问题有充分的了解与认识，同时也是在提醒医师自身应认真地履行职责。作为医师，应当全面客观地介绍病情，尽心尽职，将可能发生的正反两方面后果陈述清楚，并提供最为可行的治疗或抢救方案，让病人家属权衡利弊，作出最适合实际情况的选择。

有相当数量的医患纠纷是与书写病历与麻醉记录单及同意书有关。书写的病历、麻醉记录单或同意书如丢失、漏写、漏项、乱写、乱记、简化以及代写等问题，一旦被病人一方视为把柄或漏洞，以致出现医患纠纷则难以澄清。病历、麻醉记录单或同意书的客观文字记录，在现代医学中既有重要的学术价值，又是司法取证、医疗纠纷处理的原始凭证。因新的《医疗事故处理办法》中提出病人有权查阅和要求复印门诊病历、住院病历、麻醉记录单、手术与麻醉同意书等。

随着危重疑难、急诊手术、年老体弱、婴幼儿病人与合并高血压、心脏病、糖尿病，以及严重创伤或昏迷病人的增多，给这类病人实施麻醉的难度倍增，风险亦大。尽管医师尽职尽责，完全按操作规程行事，但随时存在意外现象，甚至发生死亡。因此，麻醉前必须同病人及家属签订同意书，将病人存在的问题和可能发生的相关风险，以及采取哪些抢救措施等问题交代清楚，同时回答病人或家属提出的疑问和要求，征得病人家属的理解并同意实施麻醉，签字后方可生效。一旦发生难以避免和防范的不良后果，医护人员应同家属及来访者耐心陈述麻醉经过和出现问题所采取的措施，以及因果关系，把科学的结论与热情周到的服务结合起来，让家属对麻醉期间所发生的情况全面了解，使医患之间的矛盾缩小到最低限度，进而避免发生不必要的医疗纠纷，给医院及社会创造一个良好的安定环境与和谐氛围。当然，同意书制度的建立与职业道德并不矛盾，而是在强化职业道德建设的基础上，更科学地规范其自身的医疗行为。

第二章　新生儿手术麻醉

第一节　发育

一、事实上，妊娠12周后器官形成已完成

二、呼吸系统发育

（一）解剖

1. 妊娠第4周肺脏由胚肠上的胚芽开始发育，肺芽与肠未能分离将形成气管食管瘘。

2. 妊娠第10周时膈肌形成，将腹腔与胸腔分开。

（1）当中肠从脐窝重新进入腹部时，如果膈肌未完全形成，那么腹内容物将进入胸腔。

（2）腹腔内容物进入胸腔，导致肺发育停滞。

（3）先天性膈疝患者在发育不全侧肺的小动脉数量减少。此外，双侧肺动脉增厚和反应性异常，结果导致肺血管阻力（pulmonary vascular resistance，PVR）明显增加。

（二）生理学

1. 一般来说，肺发育至妊娠第23周方可存活。

2. 肺脏分泌的表面活性物质可减少肺泡壁表面张力，改善肺泡通气，而在妊娠最后1个月才能分泌足够的表面活性物质。

（1）妊娠32周前分娩可能发生呼吸窘迫综合征（respiratory distress syndrome，RDS）。

（2）因为葡萄糖代谢影响肺脏的发育。如果糖尿病孕妇出现过期妊娠，那么婴儿可能会发生RDS。

（3）产前用类固醇治疗，会使早产儿呼吸窘迫综合征的发生率降低。

3. 分娩后，低氧血症、高碳酸血症、触觉刺激和血浆前列腺素E_2（prostaglandin E_2，PGE_2）减少均可刺激婴儿初始的呼吸。随着肺的通气和扩张，肺血管阻力降低，肺血流增加近10倍。出生后如PVR不降低，这可能与肺外血液分流和严重低氧血症相关，临床上称为新生儿持续肺动脉高压（pulmonary hypertension，PPHN）。

三、心血管系统发育

（一）解剖

1. 原始的心管形成于妊娠第1个月，由心房窦、原始心室、心球（原始右心室）和动脉干（原始主肺动脉）组成。在妊娠第2个月，这个初始的管状系统发育成为有两个并行泵系统的心脏。在此过程中，各种结构分开和移行，如果在此过程中结构未能够发育成熟，则会引起很多的心脏畸形。

（1）心房窦不能分为两个心房，结果导致单心房；闭合不全将导致房间隔缺损（atrial septal defect，ASD）。

（2）室间隔和房室瓣不能在原始心室与心球之间移行，则导致左室双出口（单心室）。小的移行故障将导致室间隔缺损（ventricular septal defect，VSD）。

（3）动脉干不能分离为肺动脉和主动脉，则导致永存动脉干。

2. 主动脉弓系统最初包括6对

（1）第6对形成肺动脉，右侧第6弓的远侧部分形成动脉导管。左侧第6弓近端通常退化，但是它可能形成变异的左动脉导管。

（2）主动脉和弓系统的各个部分不能退化则会导致血管错位，如双主动脉弓。左侧弓退化而右侧不退化则会形成右侧的主动脉弓。

（二）生理学

1. 胎儿循环　妊娠第12周后，循环系统最终形成。来自胎盘的氧合血液通过脐静脉和静脉导管，并回流到心脏。结果，大部分血液绕过肺循环以右向左的方式通过卵圆孔和动脉导管而进入主动脉。

2. 出生时，脐的胎盘循环随着脐带的钳闭而终止。流经静脉导管的血流减少，静脉导管在3~7天闭合。静脉回流的减少导致右房压力减低和卵圆孔功能性的关闭。同时，气体交换从胎盘转至新近通气的肺脏。当出生后肺循环的建立时，肺阻力下降，并且全身的阻力因为高容量胎盘循环的消失而增加。动脉血氧分压[$Pa(O_2)$]升高使动脉导管收缩，动脉导管血流常常在几小时内停止。

四、身体结构

（一）细胞外液（extracellular fluid，ECF）

随着胎儿生长，ECF减少。妊娠28周时ECF占体重的90%，36周时为85%，足月时为75%。

（二）利尿

出生后，出现生理性的利尿；足月婴儿在出生后头几天内丧失5%~10%的ECF，早产婴儿ECF丧失可达到15%。

（三）肾功能

妊娠32周前肾脏未发育成熟，缺乏浓缩或稀释功能。随着出生后年龄的增长，肾小管功能增强。

第二节　新生儿麻醉评估

一、病史

（一）新生儿病史

收集新生儿的病史，尤其出生前的信息很重要。胎儿生长和发育受母体疾病的影响，包括高血压、糖尿病、药物、吸烟和饮酒。羊水过多、甲胎蛋白异常、母体感染和早产常可伴有新生儿的问题。

（二）围产史

围产史也包括妊娠月数、分娩开始和破膜的时间、应用保胎和胎儿检测仪、胎儿窘迫征象、麻醉方式、分娩方式（自然分娩、产钳助产或剖宫产）、婴儿出生时的状态、Apgar评分和立即采用的复苏程序。另外，确保出生后使用维生素K和抗生素眼膏。

二、体检

（一）评估

需要做一个全面、系统的评估，而不应该对脏器的发育、位置和功能有任何假设。某一系统的异常可能伴有其他系统的异常。

（二）生命体征

生命体征对器官功能的生理学的筛选有用，如怀疑有心脏异常，需要检测心电图（electrocardiogram，ECG）和上下肢血压。此外，还应考虑超声心动图检查和请小儿心脏科会诊。

（三）Apgar评分

反映分娩时应激的程度，同样也反映初期复苏的效果。对5项标准的各项进行评分，最高为10分。1分钟时的Apgar评分与宫内情况相关，而5分钟和10分钟时的Apgar评分则与新生儿的转归相关。

（四）妊娠期的周龄

影响新生儿的监护、治疗和生存潜力。妊娠37～41周视为足月，如少于37周为早产，多于42周为过期妊娠。虽然受孕日期和超声检查可预测妊娠的周龄，但应该进行体检和应用Dubowitz评分。Dubowitz评分系统包括皮肤、外生殖器、耳朵、乳房和神经肌肉行为的物理特性，用以评估妊娠周龄。

（五）体重测定

体重小于胎龄儿（small for gestational age infant，SGA）常有宫内发育迟缓，这可能是由于染色体缺失、母体高血压、慢性胎盘发育不全、母体吸烟或应用药物，或先天性感染所致。这些婴儿低血糖、低钙血症和红细胞增多症的发生率高。体重大于胎龄儿（large for gestational age infant，LGA）的新生儿，其母亲可能患有糖尿病；在出生后的即刻，应该对其低血糖和红细胞增多症予以评估。

（六）呼吸道

呼吸窘迫的体征包括呼吸急促、呼噜声、鼻翼扇动、肋间肌收缩、干啰音、呼吸音不对称和呼吸暂停。脉搏血氧饱和度（percutaneous arterial oxygen saturation，SpO_2）用于监测新生儿全身性的氧合水平。

（七）心血管系统

应评估中心性发绀和毛细血管再充盈。应触摸末梢脉搏，注意是否为水冲脉。肱动脉与股动脉脉搏之间的延迟提示有主动脉缩窄。注意杂音和第二心音分裂的特征和位置。在出生后的第1个48小时，由于心内压力梯度变化可能会出现杂音，而当动脉导管关闭后杂音消失。

（八）胃肠道

舟状腹提示有膈疝。正常脐带有两条动脉和一条静脉。注意肛门的位置和开放情况，通过触诊了解肝、脾和肾脏的大小以及有无疝或腹部包块。

（九）神经系统

全面检查包括评估运动活动、强度、对称性、张力和新生儿反射（婴儿拥抱、颈强直、抓握、吸吮反射和踏步反射）。足月新生儿应有上行的巴宾斯基反射和敏锐的深部肌腱反射。

（十）生殖泌尿系统

生殖腺可能已分化或尚不明确，睾丸应可触到。应该检查尿道位置，尿道下裂可妨碍包皮环切。

（十一）肌肉骨骼系统

注意有无畸形、姿态异常或不对称肢体活动。应检查有无臀部脱位，难产时可能发生锁骨骨折。

（十二）颅面部

测量头围，注意囟门的位置和大小，以及是否存在血肿。尽管有牙齿咬合，但是可通过观察每个鼻孔的气流以排除是否存在鼻后孔闭锁。

三、实验室检查

常规实验室检查包括初始的血细胞比容和血糖。不同疾病需要不同的检查，例如，对于有高胆红素血症危险的婴儿，有进行血型和Coombs试验的指征。

四、液体

（一）容量

容量因出生体重而异。

1. 小于1.0kg，$100mL \cdot kg^{-1} \cdot d^{-1}$。
2. $1.0 \sim 1.5 kg$，$90 \sim 80mL \cdot kg^{-1} \cdot d^{-1}$。
3. $1.5 \sim 2.5 kg$，$80 mL \cdot kg^{-1} \cdot d^{-1}$。
4. 大于2.5kg，$60mL \cdot kg^{-1} \cdot d^{-1}$。

（二）应该使用等渗溶液

1. 电解质的补充　对于足月的婴儿，在出生后的第1天为维持液体不需要补充电解质；对于早产的婴儿，在其出生后8~12小时检查电解质，并考虑调整液体的输注速率和（或）增加电解质。

2. （5%~10%）葡萄糖水　可用于体重在1.0kg以下的婴儿，10%葡萄糖水可用于体重在1.0kg以上的婴儿。

（三）不显性失水需要增加液体

1. 低体重儿、光疗或使用辐射热加温者需要的液体增加。

2. 这些丧失的体液必须包括病理原因引起的丢失（如脐突出、腹裂、神经管缺陷）。补充液体的电解质组成应该与所丢失的相匹配。

3. 机械通气的婴儿可从呼吸道吸收水分。

（四）表明输液量足够有如下几个体征

1. 尿量$0.5mL \cdot kg^{-1} \cdot h^{-1}$。

2. 出生后的第一个10天，每天仅仅1%体重的液体丢失。

3. 血流动力学稳定和灌注良好。

五、电解质

（一）通常情况

出生后第一个12~24小时所需的电解质如下：

1. Na^+, $2 \sim 4\,mmol \cdot kg^{-1} \cdot d^{-1}$。

2. K^+, $1 \sim 2\,mmol \cdot kg^{-1} \cdot d^{-1}$。

3. Ca^{2+}, $150 \sim 220\,mmol \cdot kg^{-1} \cdot d^{-1}$。

（二）不显性失水的速率

这决定检测血清电解质水平的频率。

六、葡萄糖

出生后应补充葡萄糖以维持血糖在$40 \sim 125\,mg \cdot dL^{-1}$之间。

1. 大多数婴儿选用10%的葡萄糖水来维持输液就可为其提供足够的葡萄糖。输注葡萄糖的速率为$5 \sim 8\,mg \cdot kg^{-1} \cdot min^{-1}$可满足基础代谢的需求。

2. 婴儿有高胰岛素血症或宫内发育迟缓，其葡萄糖的输注速率应高达$12 \sim 15\,mg \cdot kg^{-1} \cdot min^{-1}$。

3. 外周静脉通路输注达12.5%的葡萄糖水，如葡萄糖水浓度达5%～20%则应通过中心静脉通路输注。

4. 低血糖（血糖$\leqslant 40\,mg \cdot dL^{-1}$）可用静脉注射葡萄糖和增加葡萄糖输注速率来治疗。

（1）静脉注射葡萄糖$200\,mg \cdot kg^{-1}$，推注时间在1分钟以上（如10%的葡萄糖水$2\,mL \cdot kg^{-1}$）。

（2）可从目前的水平增加葡萄糖的输注速率，或从$8\,mg \cdot kg^{-1} \cdot min^{-1}$的速率开始静注。

（3）必须连续监测血糖以决定是否增加葡萄糖。

七、营养

妊娠28周后胃肠道已有功能，但能力有限。每个新生儿的需求都不同。

（一）热量

$418.4 \sim 535.6\,kJ \cdot kg^{-1} \cdot d^{-1}$（$100 \sim 130\,kcal \cdot kg^{-1} \cdot d^{-1}$）。

（二）蛋白质

$2 \sim 4\,g \cdot kg^{-1} \cdot d^{-1}$。

（三）脂肪

开始$1\,g \cdot kg^{-1} \cdot d^{-1}$,当其耐受时可增加，以便其能提供40%的热量。

（四）维生素

应补充维生素A、B族维生素、D、E、C和K。

（五）铁

需要$2 \sim 4\,mg \cdot kg^{-1} \cdot d^{-1}$。可通过监测血红蛋白或血细胞比容和网织红细胞计数来评估铁的补充是否充足。

（六）微量元素

需要补充钙、磷、镁、锌、铜、锰和铁。

（七）肠道营养

肠道营养可应用类似人乳的有高乳清-酪蛋白比例的配方。早产儿常不耐受乳糖，可予不含乳糖或含乳糖低的配方。妊娠不足32周的婴儿吸吮和吞咽反射弱，需要采用管饲法。对所有早产儿或患病的新生儿，应采用少量、慢慢增加的食谱。

（八）肠道外营养

如果需要，应尽快进行肠道外营养以促进正氮平衡和生长。应密切调整婴儿的摄入量并辨别高营养所引起的毒性症状。常用的检查包括血糖、电解质、渗透浓度、肝功能、血尿素氮、血肌酐、血脂水平和血小板计数。

第三节　常见新生儿疾病麻醉管理

一、呼吸系统疾病

（一）鉴别诊断

许多疾病有与肺实质疾病相同的体征和症状。当婴儿有呼吸窘迫时，应考虑到其他疾病的存在。

1. 气道梗阻　鼻后孔闭锁、声带麻痹、喉软化、气管狭窄和气道外肿物导致阻塞（如囊性水囊瘤、血管瘤和血管环）。

2. 发育异常　气管食管瘘、先天性膈疝、先天性肺气肿和肺囊肿。

3. 非肺脏疾病　发绀型心脏病、新生儿持续的肺高压、充血性心力衰竭和代谢异常（如酸中毒）。

（二）实验室检查

对于呼吸窘迫的婴儿，检查应包括动脉血气、应用脉搏血氧仪来监测动脉导管前和动脉导管后的氧饱和度、血红蛋白（hemoglobin，Hb）或Hct、12导联ECC和胸部X线片。如果这些指标异常，应检测患者吸入氧分数 $[F_1(O_2)]$ 为1小时的血气，并考虑超声心动图和请心脏科会诊来评估是否存在先天性心脏病（congenital heart disease，CHD）。

（三）呼吸暂停

1. 病因学

（1）中枢性呼吸暂停：由于发育未成熟或呼吸中枢抑制（如麻醉性镇痛药）所致，与未成熟程度有关，可由于代谢异常（如低血糖、低钙血症、低体温、高热和脓毒症）而加重。中枢性呼吸暂停常应用甲基黄嘌呤类药，如茶碱和咖啡因治疗。

（2）阻塞性呼吸暂停：由于不能保持通畅的气道所致，可能与上气道肌肉组织发育不成熟和不协调相关。改变头部位置、放置口咽或鼻咽通气管，或置于俯卧位均可予以改善。偶尔，给予持续气道内正压（continuous positive airway pressure，CPAP）或鼻插管给予高流量氧有效。

（3）混合性呼吸暂停：是指同时有中枢性和阻塞性呼吸暂停。

2. 新生儿术后呼吸暂停

（1）对于早产儿，呼吸暂停可能与麻醉有关。虽然一般认为多与全麻有关，但亦有与局麻有关的报道。

（2）如果择期手术不能推迟，妊娠小于45周并接受麻醉的新生儿应行术后呼吸暂停监测。

（四）呼吸窘迫综合征（respiratory distress syndrome，RDS）

1. 病理生理学　RDS（早期称透明膜病）由于生理性表面活性物质不足，导致肺顺应性下降、肺泡不稳定、渐进性的肺不张以及肺内去氧血分流所致的低氧血症。

2. 婴儿RDS的危险因素　包括早产儿或母亲患糖尿病的婴儿。生前应用羊膜穿刺并测定羊水磷脂可确认有无危险。肺脏成熟时，卵磷脂与鞘磷脂（I／S）比值大于2，饱和卵磷脂水平大于$500\mu g \cdot dL^{-1}$，或标本中存在磷脂酰甘油。

3. 糖皮质激素（倍他米松）　至少在分娩前2天给予糖皮质激素可减少RDS的发生率和严重程度。

4. 临床特征　包括呼吸急促、鼻翼扇动、呼噜声和肋间肌收缩。出生后不久出现发绀，由于存在肺内分流，虽然吸入高浓度氧，婴儿仍有低氧血症。

5. 胸部X线片　显示肺容量减少，肺野呈毛玻璃征和支气管含气显影均明显。

6. 初期治疗　通过面罩吸入加温和湿化的氧。应该调节FiO_2使FiO_2在$6.67\sim 10.67kPa$（$50\sim 80mmHg$）（$SaO_2<96\%$）；如果FiO_2大于60％才能保持患者氧合，那么可以给予经鼻的CPAP。如果疾病更严重或患者不能耐受经鼻的CPAP，则可能需要气管插管并行呼气末正压通气。气管内给予外源性表面活性物质可降低该病的严重性，并发症发生率和病死率。高频震荡通气（high frequency oscillation，HFOV）可能会减少有严重RDS婴儿的气胸和慢性肺疾病的发生率。

7. 广谱抗生素　由于RDS患者的临床体征和胸部X线片与肺炎不易区别，通常在恰当的细菌培养后即开始应用广谱抗生素。

8. 在更多发育成熟的新生儿中，RDS有自限性。2～3天后RDS好转者可能与自发性多尿相关。在早产儿，RDS可能发展成慢性肺疾病。

9. RDS患者的并发症和死亡率与早产程度、围生期复苏和其他共存的疾病直接相关（如动脉导管未闭、感染）。恢复期可并发气胸和肺间质气肿，并有可能发展成慢性肺疾病。

（五）慢性肺疾病（chronic lung disease，CLD）

1. 病因学　CLD也就是支气管肺的发育不良，是指胎龄超过36周仍需氧或机械通气进行呼吸支持。CLD常常继发严重的RDS，并与肺的氧中毒、慢性炎症和机械损伤相关。如存在动脉导管未闭，可使CLD加重。然而，在某些早产婴儿，没有明显的肺损伤也会发生CLD。最近的研究表明，CLD的演变与肺损伤所诱导的转化生长因子β上调有关。

2. 临床特征　包括肋间肌收缩、啰音以及肺局部过度膨胀和膨胀不良。CLD的患儿因为通气不均匀和肺内分流可产生低氧血症和高碳酸血症。在许多有严重CLD的患儿，低氧血症和高碳酸血症也和支气管痉挛相关。许多有严重CLD的患儿生长迟缓，且需要供给高热量的食物。

3. 治疗　包括呼吸支持、充足的营养和利尿治疗。因为CLD患儿可能有肺段呼气时间的延长，采用减慢呼吸频率并增加呼气和呼气时间的通气方式可减少气体潴留、改善气体交换。此外，对于有CLD和支气管痉挛的患儿，给予支气管扩张药可能起到救命的作用。有时，全身或吸入类固醇用于治疗慢性肺疾病。因为观察到全身给予类固醇治疗后其对婴儿的长期神经发育的不良影响，这种治疗方法不再推荐使用。

4. 预后　随病情的严重程度而不同。病情严重的患儿，20%在第1年内死亡；大多数婴儿一般在2年中无症状，但是仍有证据表明其肺的反应性增加。只有少数患儿在5～8年后仍有CLD的症状和体征。

（六）气胸

1. 病因学　新生儿机械通气时会发生气胸，此外，也可能出现在自主呼吸正常足月产婴儿。剖宫产婴儿中发生率为2%，有胎粪沾染婴儿中发生率为10%，RDS患儿中发生率为5%～10%。

2. 临床特征　当新生儿出现呼吸窘迫或婴儿机械通气中突然出现急剧的病情恶化（如突然出现的发绀和低血压）均应考虑到此诊断。有时，可能会观察到通气时双侧胸部运动不对称和呼吸音不均匀。但应该排除支气管内插管。

3. 实验室检查　用强光透视胸部常显示半侧肺的透光度高。胸部X线片可证实该诊断。

4. 治疗

（1）对于仅有轻微呼吸窘迫而其他方面稳定且氧合良好的婴儿，通过吸入高浓度的氧气来冲洗氮可使气胸消退，这也是唯一的治疗方法。然而，也有数据表明该治疗方法效果很小，且高浓度的氧气与终末脏器损伤相关，应该很好地权衡利弊。

（2）对病情不稳定的婴儿，应立即放置静脉导管做胸腔抽吸。在抽吸后放置胸腔引流管防止气体的再聚集。

（七）胎粪吸入综合征

1. 羊水沾染胎粪的发生率为14%，且可能与胎儿窘迫和窒息有关。

2. 婴儿出生有呼吸抑制时，如羊水有胎粪沾染，为减少误吸的危害，最好给婴儿行气管插管并吸出气管内的羊水。

3. 胎粪的误吸可引起气道机械性梗阻和肺炎而导致肺部疾病。胎粪所致的完全性气道梗阻可导致远侧肺不张；气道部分梗阻可通过球瓣效应引起远端过度膨胀，从而导致气胸。胎粪中的胆汁可引起化学性肺炎和气道水肿。

4. 胎粪吸入综合征可能与新生儿持续肺动脉高压有关。

5. 呼吸支持可根据气体交换减少的病因，对胎粪误吸者应行呼吸支持。有胎粪的气道梗阻可通过延长呼气时间的机械通气来减少肺内气体滞留。可放置胸腔引流管来治疗气胸。有时，高频震荡通气可恢复闭合肺段并改善气体交换。给予碱性药和吸入一氧化氮可用于减轻胎粪误吸患者肺的血管收缩。当胎粪抑制内源性表面活性物质活性时，应用外源性表面活性剂则有益。

（八）先天性膈疝（congenital diaphragmatic hernia，CDH）

1. 先天性膈疝　在新生儿的发生率为1／5000。其病死率很高，50%不能度过婴儿期，70%发生在左侧。

2. 临床特征　此疾病常可在出生前通过超声发现。出生时，可看到舟状腹，患侧无呼吸音，偶尔可在患侧闻及肠鸣音。临床表现差别很大，可能与肺发育不全的程度相关。患儿常在出生后立即出现严重的呼吸窘迫。

3. 胸部X线片　可确诊，常可在胸部看到小肠和胃。

4. 治疗　包括呼吸和心血管支持。为减少空气进入胸内的胃和小肠，常于产房里行气管插管并行机械通气。自主呼吸患儿可通过气管插管减少气体吸入胃和小肠。然而，如患儿有呼吸暂停，用球囊和面罩通气时应在最低气道压下施行。持续胃肠减压亦可减少气体进入。治疗上应降低肺血管阻力，促进二氧化碳排出；可应用常规的机械通气或高频震荡通气。有观察显示某些患者在通气中吸入一氧化氮可减少肺血管收缩和发绀的发生。常见的死因是呼吸功能不全和新生儿持续肺动脉高压。健肺可发生气胸，经常成为复苏过程中的死因。常见低血压和休克，这些继发于延迟性的全身低氧血症以及疝引起纵隔移位和胃肠道液体丢失所导致的心肌损伤。

5. 外科治疗　包括还纳腹内容物和修补膈肌。过去对这些危重婴儿行紧急手术，但是现在对许多患儿在术前首先应用药物、通气治疗和体外膜肺氧合（extracorporeal membrane oxygenerator，ECMO）使病情稳定。

6. 麻醉注意事项

（1）通过鼻胃管持续吸引行胃肠减压。

（2）虽然自主呼吸可防止胃胀气和肺压缩，但常需要行通气支持，而且对健侧肺给予最低有效膨胀压力以减少气胸的发生。

（3）避免应用氧化亚氮，因为它可使胃肠道扩张，损害肺功能。

（4）留置动脉导管以评估酸碱平衡、氧合和通气。碳酸氢钠和过度通气可分别用来治疗代谢性和呼吸性酸中毒。此外，碱化和吸入一氧化氮也可减轻肺血管收缩。

（5）麻醉中常使用肌肉松弛药、麻醉性镇痛药和氧疗。

（6）体温可通过加热的光线、液体加热器和加温毯来维持。

二、心血管系统疾病

（一）实验室检查

对于有心血管疾病体征和症状的婴儿，相关的检查应包括动脉血气、动脉导管前后的血氧饱和度、吸入纯氧时的动脉血气张力（高氧试验）、血红蛋白、Hct、胸片和ECG，常采用超声心动图来检查潜在的心脏结构损害。

（二）动脉导管未闭（patent ductus arteriosus，PDA）

1. 临床表现　常见于早产儿，其特征是胸骨左缘有向背部放射的杂音、水冲脉、脉压增宽、胸片示肺血流增多和体重过度增加。某些病例，PDA导致的心脏功能障碍可降低体循环血压、减少外周灌注和尿量，这些可引起代谢性酸中毒。

2. 早期治疗　虽然早期治疗包括限制液体和利尿，但保持全身灌注是很重要的。如果通过未闭的导管分流在临床上明显而肾脏和血小板功能正常，可试用吲哚美辛治疗使导管药物性闭合。对药物无效或肝肾功能不全（吲哚美辛禁忌）的婴儿应予手术关闭治疗。此外，对因动脉导管未闭导致的肺内分流而使全身氧合降低的婴儿，常行手术治疗。

（三）发绀

1. 病因学　原因很多，包括肺弥散异常、心内与心外分流和红细胞增多。当评价有发绀的患儿时这些都应考虑到。其他可引起肺弥散异常的原因在前面已有提到。

2. 心脏病变　可由于肺血流减少或由分流导致动静脉血混合而引起全身低氧血症。

3. 在胎儿和新生儿，患儿如果有大血管错位、肺动脉狭窄或闭锁、法洛四联症和心室发育不全，动脉导管可有肺动脉血流通过。多数患儿在出生后2～3天动脉导管关闭时出现症状。如果有导管依赖性病变存在，那么防止导管关闭对维持肺动脉血流是十分重要的。可用静注PGE予以治疗。不良反应包括呼吸暂停、低血压和抽搐。

4. 许多有间隔缺损的患儿在胎儿和新生儿期可能无临床症状。但是，随着PVR的增加，右向左分流可产生全身性低氧血症；随后，随着PVR的降低，肺血流增加可导致肺血管疾病和肺动脉高压。

5. 胸片和高氧试验可证实心内分流。胸片可显示肺血流减少。婴儿吸入100％氧气，其Pa（O_2）仍低于20.00kPa（150mmHg）。心脏超声对确定心内分流的病因很有价值。

（四）心律失常

1. 室上性心动过速（supraventricular tachycardia，SVT） 是新生儿最常见的心律失常，它可呈自限性，并可很好的耐受；如伴有低血压或血红蛋白饱和，则需治疗。

2. 治疗 包括刺激迷走神经，如鼻咽部刺激或面部冷刺激。应避免采用眼球按摩，因可能导致晶状体破裂。腺苷和食管起搏对SVT的急性治疗亦有效。

3. 地高辛 通常将阵发性房速转为窦性心律。有时需维持用药达1年。β阻滞剂和奎尼丁为二线药物。

4. 如患儿血流动力学不稳定，可采用直流电心脏复律。

（五）新生儿持续肺动脉高压（persistent pulmonary hypertension of the newborn，PPHN）

1. 病理生理 如前所述，PPHN是由于胎儿循环持续存在，表现出肺血管阻力增加而引起肺动脉高压，通过卵圆孔和动脉导管产生右向左分流和重度发绀。

2. 病因学 一般认为许多患PPHN的新生儿有肺动脉反应性和结构异常。虽然许多PPHN患儿有窒息、胎粪误吸、细菌性肺炎或脓毒症，但这些因素在引起本病所发挥的作用仍未知。

3. 临床特征 患PPHN的新生儿有严重的全身低氧血症，且吸入高浓度氧亦不缓解。上肢Sa（O_2）高于下肢提示可能存在分流。ECG可示右室肥厚，胸片显示肺血管影明显减少，超声心动图显示在动脉导管和／或卵圆孔处有分流。

4. PPHN的治疗

（1）气管内插管和机械通气吸入高浓度氧，常应用麻醉性镇痛药（如芬太尼，每小时1～2μg·kg^{-1}）和肌松药以利于通气。

（2）可诱发呼吸性或代谢性碱中毒。

（3）应用血管加压药行主动性血压支持，适当给予液体治疗。

（4）吸入一氧化氮，可快速减轻肺血管收缩，减少分流，增加全身氧合而不会引起全身性低血压。对许多婴儿来说，吸入一氧化氮可逆转PPHN而不必用ECMO。

（5）ECMO，对一些应用通气和药物治疗无效的患儿，ECMO可能起到挽救生命的作用。

1）ECMO环路包括管道、贮血器、泵、膜氧合器和热交换器。为防止凝血，患儿需肝素化。由于使用ECMO治疗过程中消耗血小板，故常需输注血小板。

2）通路因ECMO的建立需行套管插入术而需给予全身麻醉。有些患者，采用静脉动脉ECMO有利，即经右颈总动脉和右颈内静脉插管，也可经股动静脉插管。有的患者可采用静脉ECMO，即通过中心静脉向右心室置入单根双腔导管。

3）与ECMO相关的疾病肝素化可引起颅内和其他部位出血，右颈内动脉插管和结扎可能引起右脑损伤（局灶性左侧癫痫发作、左侧偏瘫和进行性右脑萎缩）。由于ECMO有潜在的危险，它只应用于有严重全身性低氧血症的患儿；而且有脑室内出血的患儿应排除，因为肝素化可使出血增加。同样，如患儿有复杂先天性畸形、严重神经系统障碍或发绀型先心病也应排除。对于早产儿，从技术上常很难获得足够的ECMO流量来增加全身氧合。

三、血液疾病

（一）新生儿溶血性疾病

1. 同种免疫性溶血性贫血　由于母体抗体通过胎盘进入胎儿体内，与胎儿红细胞反应所致，只有IgG可通过胎盘。

2. Rh溶血性疾病　通常由抗D抗体引起，也可由较小的Kell、Duffy、Kidd和Ss抗原产生的抗体所致。D抗原缺乏为Rh阴性。在妊娠、分娩、流产或羊膜穿刺时，胎儿血液进入母体循环，其抗原使母体致敏；为防止致敏，对未致敏的Rh阴性的母亲在妊娠及分娩后应给予抗D免疫球蛋白。如果母体已致敏，免疫预防则没有价值。即使已给予免疫球蛋白治疗（如妊娠期有大量胎儿血液输注入母体）母体仍可致敏。

3. ABO溶血性疾病　母体没有致敏而发生溶血，因为母体为O型血，可自然产生抗A和抗B抗体。通常是IgM抗体，有时也可为IgG抗体。该病较Rh疾病轻，可有轻微贫血或无贫血，以及轻微的间接高胆红素血症，很少需要换血治疗。

4. 间接Coombs试验　可检测母体血清中IgG抗体的存在。

5. 直接Coombs试验　可检测婴儿血细胞上是否已有抗体包被，因而可提示溶血的危险性。

6. 溶血　当抗体通过胎盘，接触胎儿红细胞上的相应抗原时可引起溶血，导致血细胞生成增多，从而导致肝脾肿大。

7. 临床特征　可发现肝脾肿大、水肿、苍白或黄疸。

8. 实验室检查　可发现贫血、血小板减少、直接Coombs试验阳性、间接高胆红素血症、低血糖、低蛋白血症以及与疾病严重性相平行的网织细胞计数增多。应连续监测红细胞比容和间接胆红素水平。

9. 治疗包括光疗　如胆红素过高或其升高速度大于$1mg \cdot dL^{-1} \cdot h^{-1}$，应给予换血治疗。

（二）胎儿水肿

1. 胎儿水肿　指胎儿体内液体过多，包括从轻微的外周水肿到严重的全身水肿。

2. 病因学　水肿可见于溶血性疾病，与贫血所致的毛细血管通透性增高有关。其他的病因包括贫血（如胎儿母体出血、孪生胎儿的血液互输）、心律失常（如完全性心脏阻滞、室上性心动过速）、先天性心脏病、血管或淋巴管形成异常（如肝血管瘤、囊性水瘤）或感染（如病毒、弓形体病、梅毒）。

3. 治疗　治疗目标包括防止因贫血和缺氧引起子宫内或子宫外死亡、恢复血容量以及避免高胆红素血症的神经毒性作用。

（1）通过脐静脉向子宫内输血可改善未出生婴儿的存活率。

（2）对已出生的活婴，应纠正低血容量和酸中毒，同时换血。

（3）晚期并发症包括贫血、移植物抗宿主反应、浓缩胆汁综合征（特征是持续性黄疸伴直接和间接胆红素水平增高）和门静脉血栓形成（脐静脉插管的并发症）。

四、胃肠道疾病

（一）高胆红素血症

1. 病理生理　胆红素由血红素裂解而生成，然后与白蛋白结合，转运至肝脏（与葡萄糖醛酸结合），在胆汁中运至肠。在肠内，它既可被肠道细菌降解后再吸收，也可转化为尿胆素原被排出。

2. 病因学　可由于生成过多（如溶血、积血的吸收、红细胞增多症）、结合障碍（如肝脏发育未成熟或损伤）或排泄低下（如胆道闭锁）引起。此病常见于脓毒症、窒息和代谢障碍（如甲状腺功能低下、低血糖、半乳糖血症），也可见于正常新生儿和母乳喂养的婴儿。

3. 毒性作用　间接胆红素为脂溶性，可进入中枢神经系统。达到中毒水平可导致神经元胆红素染色和坏死，称为胆红素脑病或核黄疸，其临床表现从轻度嗜睡、发热，到惊厥。呼吸窘迫、脓毒症、代谢性酸中毒、低血糖、低蛋白血症或严重的溶血性疾病有患核黄疸的危险。存活者在儿童期可出现神经系统后遗症，从认知能力减低到智力发育迟缓以及舞蹈手足徐动症样脑瘫。

4. 生理性黄疸　由红细胞转化增多和肝脏结合系统发育不成熟所致。新生儿发病率为60%，出生后2～4天胆红素水平达到高峰。早产儿发生率增高（80%），胆红素水平达到高峰较晚（5～7天）。

5. 母乳性黄疸　出现于出生后第2周或第3周，逐渐发展。胆红素最高达$15～25mg \cdot dL^{-1}$，并可持续2～3个月，做此诊断前应排除其他原因。中断喂养几日内可使血清值明显下降，此时可重新喂养。此病为良性黄疸，无不良后果。

6. 实验室检查　包括总胆红素和直接胆红素水平。直接Coombs试验、网织红细胞计数、红细胞形态学涂片、电解质、血尿素氮、肌酐，如怀疑脓毒症行细菌培养。由于高胆红素血症可为尿道感染的征象，需考虑做尿液分析和尿液培养。

7. 治疗

（1）对于生理性黄疸或轻度溶血性黄疸的处理包括监测胆红素水平，并开始早期喂养以减少胆红素的肠肝循环。

（2）光疗：中等度间接胆红素水平或增长速度过快的患儿适用于此疗法（如足月儿出生后1天间接胆红素水平>5mg·dL^{-1}）。420～470nm波长的光疗可引起胆红素光学异构体变化，使其成为水溶性。必须遮盖眼睛以防止视网膜损伤。

（3）对于重度高胆红素血症（如足月儿间接胆红素>25mg·dL^{-1}），可采用换血治疗。

（二）食管闭锁和气管食管瘘（tracheoesophageal fistula，TEF）

1. 食管闭锁常伴有TEF，且瘘管位置差异很大。

2. 病理生理学 食管近端盲袋容积小，导致溢出性误吸。还可引起典型的临床三联症：咳嗽、气哽和发绀。偶有流涎需频繁吸引大概是唯一的早期症状。

3. 如不能将鼻胃管置入胃内来证实诊断，胸部X线片可发现气体或水溶性造影剂可证实食管闭锁的存在。

4. 内科治疗 应致力于减少误吸。对于新生儿应予禁饮食，置鼻胃管行持续低压吸引，病床的头侧应抬高。吸入性肺炎应予抗生素和吸氧治疗，严重肺炎需气管内插管和机械通气。但如存在TEF，则通气困难。

5. 外科治疗 取决于婴儿的状态。如新生儿伴有严重肺炎，应延迟手术直至肺功能改善为宜。可在局麻下行经皮胃造口术以减轻胃膨胀。对病情稳定的患儿，可行限期食管和瘘管修补术。

6. 麻醉 对于TEF患儿，保持气道通畅至关重要，但有时是困难的。诱导时外科医师应在场，以便必要时做紧急胃减压。对患儿应全面监测，心前区听诊器应置于其左胸。如患儿有胃造口管，应置入水封瓶。应行吸入诱导或清醒插管。气管导管尖端应置于瘘管与隆突之间，可先将导管插入右主支气管，然后缓慢退出导管直至可听到左侧呼吸音。呼吸音减弱、胃充气或气体从胃造口管逸出均提示导管在瘘以上，应继续向下送管。一旦导管位置正确，应牢固固定。常需安排一人在整个手术过程中专门监护导管位置。

7. 术中处理 采取吸入麻醉应保持自主呼吸，直至施行胃造口。在给肌松药之前应先试行正压通气。

（三）十二指肠闭锁

1. 临床特征 其表现为呕吐胆汁、上腹膨胀和胃液吸引量增多。该病与21-三体综合征有关，可能伴有其他肠道畸形。

2. 腹部X线片 示"双泡"征，表明胃和十二指肠上部有空气。

3. 治疗 禁饮食，使用鼻胃管吸引，保证适当的液体和血清电解质水平。麻醉可清醒或快速诱导插管，避免使用氧化亚氮，常需应用肌松药。

（四）幽门狭窄

1. 通常在出生后2~3周症状明显，但在生后早期便可有症状。

2. 临床特征　包括持续性非胆汁性呕吐和因胃内盐酸丢失引起的代谢性碱中毒。随着呕吐时间的延长，将出现代谢性酸中毒和休克。常可触及由幽门肥厚或"橄榄体"形成的腹部包块。

3. 腹部X线片　常示胃扩张，腹部超声或钡餐透视可证实诊断。

4. 治疗　包括修补术前补充液体、纠正代谢性碱中毒和置鼻胃管吸引。

5. 术中处理　诱导前排空胃非常重要。患者的鼻胃管常被钡剂或其他物质堵塞需更换鼻胃管，诱导前于患儿仰卧、侧卧或俯卧位行吸引。可快速诱导或清醒插管。必要时，给予吸入麻醉药或肌松药。新生儿拔管前需完全清醒，且呼吸量充足。

（五）脐突出和腹裂

1. 脐突出　由于肠未能移入腹腔随之腹壁于妊娠6~8周关闭所致。内脏位于腹腔以外，由完整的腹膜包裹。脐突出可能伴有遗传学异常、心脏畸形、膀胱外翻和伯-韦综合征。

2. 腹裂　发生于胎儿形成晚期（妊娠12~18周），与脐肠系膜动脉的中断有关。腹壁的缺损使肠暴露在子宫内而无腹膜包裹，肠襻常水肿，且有炎性渗出物覆盖。

3. 治疗　手术修补前置鼻胃管、静脉内输液和保护内脏。如腹膜囊完整，脐突出需用无菌热盐水纱布覆盖以减少热量和水分丢失，同时也减少感染的机会。如囊已破或有腹裂，应用热盐水纱布包裹内脏。婴儿术前应用无菌热毛巾包裹。

（六）坏死性小肠结肠炎（necrotizing enterocolitis，NEC）

1. NEC指后天性肠道坏死　见于无功能性（如先天性巨结肠病）或解剖性病变（如旋转不良）。此病主要见于早产儿（90%），可有地方性或流行性的特点。通常在出生后几周内发生，且几乎总是出现于肠道喂养之后，其病死率可达40%。临床研究显示乳奶喂养有助于防治NEC。

2. 发病机制　发病机制不明，但可能与发育未成熟的肠道遭受严重的应激如缺血、感染或免疫损伤有关。肠道内喂养似乎加重黏膜损伤。

3. 临床特征　包括腹胀、肠梗阻、胃液吸引增多、腹壁红斑或粪便带血。婴儿可出现全身体征，如体温不稳定、嗜睡、呼吸和循环不稳定、少尿及出血症状。

4. 实验室检查　应包括腹部X线片（可显示肠壁积气症、肠管固定、肝门积气或腹腔内游离气体）、全血细胞计数（可显示白细胞增多或减少、血小板减少）、动脉血气（酸中毒）、愈创木脂试验（常显示潜血阳性）、粪便还原物检查（碳水化合物吸收不良）。鉴别诊断包括脓毒症，需做血、尿和大便培养。如患儿病情稳定，弥漫性血管内凝血不明显，可进行腰穿，做脑脊液革兰染色和细菌培养。

5. 治疗　如怀疑有坏死性小肠结肠炎，应停止喂养，并置鼻胃管行胃减压。禁食至少10~14天，通过肠道外营养给予支持。经验性地应用广谱抗生素氨苄西林、氨基糖苷类，如怀疑穿孔，应给予甲硝唑。

6. 外科会诊　尽管肠穿孔、连续腹平片示固定肠襻或持续代谢性酸中毒常采用保守治疗，但是仍应请外科会诊。

（七）肠扭转

1. 肠扭转　可是原发性的，但更常见继发于旋转不良。如在子宫内发生，出生时可发生小肠坏死，需立即切除。

2. 临床特征　包括腹胀、呕吐胆汁样物及脓毒症或休克。

3. 肠道旋转不良的诊断　可通过上消化道和邻近小肠造影发现特赖茨韧带位置不正常来确诊。

4. 治疗　包括补充容量、置鼻胃管和手术修复。

5. 术中处理　胃排空后行快速诱导，如情况允许，可用吸入或静脉麻醉药维持，避免用氧化亚氮。降低吸入的氧气浓度，最大限度地减少肺或眼的毒性。

五、神经系统疾病

（一）癫痫

1. 癫痫　可为全身性、局灶性或隐匿性。

2. 病因学　包括出生时创伤、颅内出血、窒息后脑病、代谢障碍（低血糖或低钙血症）、药物戒断和感染。

3. 实验室检查

（1）首先测定电解质、血糖、Ca^{2+}、Mg^{2+}和血气分析，如怀疑代谢性疾病，应做血清或尿氨基酸、尿有机酸水平的测定。

（2）全血细胞计数和分类，血小板计数。做细菌培养，包括脑脊液。

（3）适宜的神经影像学检查包括颅脑超声、CT扫描和（或）MRI。T_2弥散加权MRI有助于识别脑的缺血缺氧区。

（4）应用维生素B_6前后分别行脑电图检查。

4. 治疗　包括支持疗法，关键是保证足够的氧合。此外，纠正潜在的问题（如低血糖、低钙血症）也很重要。应用抗惊厥药，如需要可先给予试验剂量的维生素B_6。

5. 抗惊厥药

（1）紧急药物治疗包括：

1）苯二氮䓬类（如劳拉西泮0.1~0.3mg·kg^{-1}静注）。

2）苯巴比妥，负荷量20mg·kg^{-1}静注10分钟以上；维持量2.5mg·kg^{-1}每日2次，以维持血药浓度在20~40μg·mL^{-1}。

3）磷苯妥英，负荷量5～20mg·kg^{-1}静注15分钟以上；维持量2.5mg·kg^{-1}每日2次，以维持治疗水平15～30μg·mL^{-1}。

（2）新生儿惊厥的慢性治疗通常应用苯巴比妥。

（二）颅内出血

1. 脑室内出血　出生体重低于1500g的婴儿的脑室内出血发生率超过30%。硬膜下和蛛网膜下腔出血的发生率相比之下少得多。

2. 临床特征　脑室内出血常无症状，但也可表现为原因不明的嗜睡、呼吸暂停或癫痫发作。查体可见头围增大、囟门凸出。

3. 实验室检查　可发现贫血和酸中毒，颅脑超声或CT扫描可做出诊断。

4. 脑室内出血的分级

（1）Ⅰ级：室管膜下出血。

（2）Ⅱ级：脑室内出血不伴脑室扩大。

（3）Ⅲ级：脑室内出血伴脑室扩大。

（4）Ⅳ级：Ⅲ级伴脑实质的内出血。

5. 主要并发症　脑脊液阻塞导致脑积水。可根据每天测量头围和一系列超声检查来发现，常需行脑室内分流。

6. 高张药物（如治疗低血糖所用的25%葡萄糖）　在病因学上可能与脑室内出血有关，因此应避免使用。

（三）早产儿视网膜病变（retinopathy prematurity，ROP）

1. 病因学

（1）需要氧疗的早产儿患ROP的风险较高，本病可见于出生体重不足1700g的婴儿，而在体重不足1000g的婴儿中发生率为80%。为减少ROP的发生率，应避免氧过多。

（2）除了高氧环境和早产儿外，其他因素也可引起ROP，现已发现在足月产婴儿、伴有发绀型心脏病的婴儿、死产的婴儿和未暴露于高氧环境的婴儿亦有发生，也可发生于单眼。其他易患因素还包括贫血、感染、颅内出血、酸中毒和动脉导管未闭。

2. 病理生理学　ROP首先发生于视网膜颞外侧，它是视网膜中最迟血管化的部分。最初可见区分血管化和未血管化的边界增高。纤维血管增生从此边缘向后扩展，而90%的患儿在此阶段逐渐消退。这些患儿以后可发展为斜视、弱视、近视或外周视网膜脱落。

3. 10%的患儿纤维血管化扩展至玻璃体，导致玻璃体积血，外周视网膜瘢痕形成、视神经盘和黄斑移向颞侧以及部分视网膜脱落。严重时，广泛的纤维血管增生可导致晶状体后白块（白瞳孔）、完全性视网膜脱落和视力丧失。

4. 所有患此病可能性的婴儿应在出生后1个月内做间接眼底镜检查，如发现ROP，每2周复查1次，直至自行消退。3个月后此病不再发生。

5. 治疗　对于严重的ROP，治疗包括光凝固法、透热法、冷凝疗法和玻璃体切割术。

六、感染性疾病

（一）环境

1. 新生儿特别容易感染，其细胞免疫和体液免疫防御系统弱，容易引起细菌繁殖和医源性感染。

2. 防御　对每个婴儿应用专用的器材、接触前后洗手和穿隔离衣，可减少交叉感染。

（二）易感因素

破膜时间延长与羊膜炎发生率高相关，其后可发生新生儿逆行性细菌和病毒感染。母体发热和白细胞增多，胎儿心动过速也都可能与新生儿感染有关。

（三）实验室检查

包括全血细胞计数分类和血培养。必要时可行腰穿做脑脊液培养和分析。如有合适条件，应做病毒培养。

（四）新生儿脓毒症

1. 感染　出生后即刻的感染常源于子宫内或产道内，致病源包括B族B溶血性链球菌、大肠杆菌、李斯特菌和疱疹病毒。迟发的感染可由金葡菌、表皮葡萄球菌、阴沟肠杆菌、肠球菌和铜绿假单胞菌引起。

2. 临床症状　包括呼吸功能衰竭、抽搐和休克。隐蔽的体征最初可为呼吸窘迫、呼吸暂停、烦躁和食欲不佳，需认真评估。

3. 实验室检查　应包括血、尿和脑脊液培养，全血细胞计数（包括血小板计数），尿液分析和胸部X线片。

4. 抗生素使用　开始用氨苄西林与一种氨基糖苷类合用，使用48～72小时。如培养结果为阳性，根据感染程度和部位继续治疗。需检测氨基糖苷类药物的血清浓度和调整剂量，以防止其毒性作用发挥。

第三章　儿科手术麻醉

第一节　解剖学和生理学

一、上呼吸道

（一）鼻腔

新生儿通常鼻呼吸，因为其口咽部肌肉发育差。鼻孔较窄，需要很大比例的呼吸功以克服鼻腔阻力。由于双侧后鼻孔闭锁或黏稠的分泌物引起的鼻孔阻塞可导致完全性气道梗阻。在镇静或麻醉时需置口咽通气道、喉罩通气道或行气管内插管以保持气道通畅。

（二）舌体

婴儿舌体相对较大，这使面罩通气和置喉镜比较困难。如果在面罩通气时对下颌施加的压力过大，舌体极易阻塞呼吸道。

（三）声门

婴儿和儿童声门较高（早产儿于C3椎体水平，婴儿于C4水平，成人于C5水平），会厌窄长且成角，使喉镜检查更加困难。

（四）环状软骨

对于婴儿和幼儿，气道最窄的部分在环状软骨，而成人为声门。气管导管通过声门后仍可在远端遇到阻力。

（五）乳牙

乳牙在第1年内长出，6~13岁脱落。为避免松动的牙齿脱落，最安全的方法是直接打开下颌，而不将手指或器械插入口腔内。松动的牙齿应在术前评估中有所记载，有时应在置喉镜之前取出，但应预先告知家长及患儿。

（六）气道

婴儿和儿童气道直径较小，微小变化即可引起气道阻力明显增加。轻微的水肿也可使气道阻力明显增加，导致气道受累。

二、肺系统

（一）氧耗量

新生儿代谢率高，因而其氧耗（$6 \sim 9mL \cdot kg^{-1} \cdot min^{-1}$）较成人高（$3mL \cdot kg^{-1} \cdot min^{-1}$）。

（二）肺闭合容量

新生儿肺闭合容量较大，在正常潮气量的范围内。如果潮气量小于闭合容量，可发生肺泡萎陷、肺内分流。

（三）呼吸频率与潮气量

为满足较高的需氧量，婴儿呼吸频率快，每分通气量较大。功能残气量（functional residual capacity，FRC）几乎与成人相似（婴儿的FRC为$25mL \cdot kg^{-1}$，成人为$40mL \cdot kg^{-1}$）。由于每分通气量与FRC的比值高，应用吸入麻醉药时诱导迅速。婴儿与成人的潮气量相同为$7mL \cdot kg^{-1}$。

（四）解剖性分流

包括动脉导管未闭和卵圆孔未闭，可出现明显的右向左分流，并发肺动脉压增高（如低氧、酸中毒或气道正压过高）。

（五）血氧饱和度

婴儿肺系统的特点是呼吸暂停时血氧饱和度下降迅速。当婴儿咳嗽、屏气、肺泡萎陷时发生明显的血氧饱和度下降，需静注麻醉药物或肌松药加深麻醉。

（六）膈肌

膈肌是婴儿的主要呼吸肌。新生儿膈肌中，持续增强呼吸作用力不可缺少的 I 型慢收缩、高氧化纤维的数量仅为成人的一半，因此较成人容易发生膈肌疲劳。2岁时，婴儿膈肌中 I 型纤维的含量才能达到成熟水平。

（七）胸内负压

婴儿肋骨架柔软（顺应性胸壁），不容易维持胸内负压，从而减低了婴儿增加通气的有效性。

（八）婴儿无效腔量

与成人相似，为$2.0 \sim 2.5mL \cdot kg^{-1}$。

（九）呼吸效能

婴儿每分通气量的基础值较高，使呼吸效能进一步增加受限。麻醉中如保持自主呼吸，则需监测呼气末二氧化碳浓度，必要时行辅助或控制呼吸。

（十）肺泡

8～10岁时肺泡发育成熟，数量和大小可达成人水平。

（十一）早产儿视网膜病变

（十二）呼吸循环监测

早产儿和患有贫血、脓毒症、低温、中枢神经系统疾病、低血糖或其他代谢紊乱的婴儿，全麻中发生呼吸暂停和心动过缓的概率较高。这些患儿术后应进行呼吸循环监测至少24小时。他们不适于门诊手术，各个医院出院标准不同。孕龄小于45～55周的婴儿需要进行术后监测。在全麻中发生呼吸暂停的足月儿也应进行监测。

三、心血管系统

（一）心率和血压

随年龄变化，围术期维持在与年龄相应的水平。

（二）心排血量

新生儿心排血量高，为180～240mL·kg^{-1}·min^{-1}，是成人的2～3倍，以满足代谢耗氧量高的需要。

（三）心动过缓

新生儿和婴儿心室顺应性差，肌肉相对较少，增加收缩力的能力有限；增加心排血量主要靠增加心率，而非增加每搏量。心动过缓是对婴儿危害最大的心律失常，低氧是婴儿和儿童心动过缓的常见原因。

四、体液和电解质平衡

（一）肾小球滤过

出生时肾小球滤过率为正常成人的15%～30%，1～2岁时达到成人水平，肾脏对药物及其代谢产物的清除率在1岁以内也小于成人。

（二）肾小管重吸收

新生儿肾素-血管紧张素-醛固酮通路完整，但远端小管对醛固酮引起的钠离子重吸收减少。因此，新生儿常被动失钠，静脉输液时应给予钠离子。

（三）总水量与药物分布容积

早产儿总水量占体重的90%，足月儿占80%，6～12个月时占60%。总水量百分比的增加影响药物的分布容积。某些药物（硫喷妥钠、丙泊酚、琥珀胆碱、泮库溴铵和罗库溴铵）较成人等效剂量高20%～30%。

五、血液系统

（一）Hct

血细胞比容（Hct）的正常值见表3-1。3个月时生理性贫血达到最低点，健康婴儿Hct仅为28％。早产儿4～6周时Hct即可降低。

（二）HbF

出生时，胎儿血红蛋白（HbF）占优势，3～4个月时β链的合成大部分被成人型血红蛋白（HbA）替换。HbF与氧亲和力高，使氧合血红蛋白解离曲线左移，但无临床意义。

（三）计算

血容量和红细胞见本章第七节。

表3-1 与年龄相应的呼吸参数

变　量	新生儿	1岁	3岁	5岁	成　人
呼吸（次/分钟）	40～60	20～30	18～25	18～25	12～20
潮气量（mL）	15	80	110	250	500
FRC（mL/kg）	25	–	35	–	40
每分通气量（L/min）	1	1.8	2.5	5.5	6.5
Hct（％）	47～60	33～42	–	–	40～50
动脉血pH值	7.30～7.40	7.35～7.45	–	–	–
$PaCO_2$（mmHg）	30～35	30～40	–	–	–
PaO_2（mmHg）	60～90	80～100	–	–	–

六、肝胆系统

（一）肝酶系统

婴儿肝酶系统特别是与Ⅱ相（结合）反应相关的酶发育不成熟，通过P450系统代谢的药物其清除时间可能延长。

（二）新生儿黄疸

可为生理性或病理性。

（三）高胆红素血症

胆红素被药物从白蛋白置换，可导致核黄疸症。早产儿比足月儿胆红素水平更低即可引起核黄疸。

（四）血浆白蛋白

出生时血浆白蛋白水平低，导致某些药物与蛋白结合下降，致使游离药物浓度增加。

七、内分泌系统

（一）新生儿低血糖

新生儿特别是早产儿和小于胎龄儿糖原储备少，容易发生低血糖。母亲患糖尿病的婴儿由于长期处于母体高水平的血糖状态，体内胰岛素水平较高，有发生低血糖的倾向，葡萄糖需要量可高达每分钟 $5 \sim 15mg \cdot kg^{-1}$。足月儿血糖浓度正常值 $\geqslant 45mg \cdot dL^{-1}$（$2.5mmol \cdot L^{-1}$）。

（二）低钙血症

早产儿、小于胎龄儿、有窒息病史的、糖尿病母亲分娩的或曾接受枸橼酸血或新鲜冷冻血浆的婴儿常发生低钙血症。对这些患儿应监测血清钙浓度，如离子钙低于 $4.0mg \cdot dL^{-1}$（$1.0mmol \cdot L^{-1}$），应给予氯化钙。

八、体温调节

（一）散热

与成人相比，婴儿和儿童体表面积与体重的比例大，因而体热丢失较多。

（二）产热

婴儿肌肉组织少，寒冷时不能通过寒战或调节行为来代偿。

（三）寒冷应激

婴儿对寒冷应激的反应是增加去甲肾上腺素的生成，从而增加棕色脂肪的代谢。去甲肾上腺素同时也使肺血管和外周血管收缩。如收缩作用显著，可产生右向左分流、低氧血症和代谢性酸中毒。患病的或早产的婴儿棕色脂肪储备有限，因此对寒冷更敏感。

第二节　麻醉前访视

术前访视是减轻患儿和家长焦虑的好机会。至少90％的术前访视在门诊进行。

一、病史

1. 母体妊娠期健康状态包括饮酒或药物应用、吸烟、糖尿病和病毒感染。

2. 生前做过的检查（如超声和羊膜穿刺术）。

3. 孕龄和体重。

4. 分娩情况包括Apgar评分和住院天数。

5. 新生儿住院或急诊治疗情况。

6. 先天染色体性代谢异常或综合征。

7. 近期上呼吸道感染、气管支气管炎、假膜性喉炎、反应性呼吸道疾病（如哮喘）、传染病接触史、发绀或打鼾史。

8. 睡眠姿势（俯卧位、侧位、仰卧位）。

9. 生长史。

10. 呕吐、胃食管反流。

11. 兄弟姐妹的健康状况。

12. 家长吸烟情况。

13. 手术、麻醉史。

14. 过敏史（环境、药物、食物和乳胶）。

15. 出血倾向。

二、查体

（一）一般情况

包括精神状态、颜色、张力、先天性畸形、头部大小和形态、活动能力以及社会的相互影响。

（二）生命体征、身高、体重

（三）面部检查

牙齿松动、颜面部发育异常或扁桃体肥大可使气道管理更复杂。

（四）呼吸系统疾病

上呼吸道感染和／或反应性呼吸道疾病的体征。在诱导期和麻醉期分泌物增多易诱发喉痉挛或支气管痉挛。

（五）心脏杂音

心脏杂音提示有解剖性分流的心脏疾病。

（六）血管

动静脉穿刺部位的血管情况。

（七）体力状况

骨骼发育、活动水平、运动及语言能力。

三、实验室检查

可反映儿童的疾病情况以及拟行手术所需的实验室检查。对健康儿童而言，Hct不是必需的常规检查。如有指征，可在全麻诱导后进行某些实验室检查，如合血。

第三节　麻醉前用药和禁饮食

一、麻醉前用药

（一）儿童及其社会活动范围

儿童的行为受家庭、幼儿园或学校及既往住院经历的影响。不论他们发育至什么阶段，应如实的告知有关操作和可能伴随的疼痛，以获得他们的信任。

（二）小于10个月的婴儿

通常可短时间离开家长，不需要麻醉前用药。

（三）10个月至5岁的儿童

依恋家长，麻醉诱导前需予镇静。

（四）年长儿

可正确对待外界信息和安慰，让家长陪伴至手术室可减少家长和患儿的焦虑。特别紧张的患儿给予麻醉前用药可能有益。常用咪达唑仑 $0.5mg \cdot kg^{-1}$ 或地西泮 $0.2 \sim 0.3mg \cdot kg^{-1}$，术前 $15 \sim 20$ 分钟口服，这些药物可产生镇静作用而很少引起呼吸抑制。儿科医生应用水合氯醛 $25 \sim 50mg \cdot kg^{-1}$ 口服或灌肠，放射科医生将其用于镇静，其呼吸抑制作用小，但需重复给药。

（五）抗胆碱药

不主张术前肌注抗胆碱药，如需要迷走神经阻滞药，通常可在麻醉诱导时静脉推注。

（六）胃食管反流

如存在胃食管反流，可在术前2小时口服雷尼替丁 $2 \sim 4mg \cdot kg^{-1}$ 或静脉注射 $2mg \cdot kg^{-1}$，同时给予甲氧氯普胺 $0.1mg \cdot kg^{-1}$，以提高胃内pH值，减少胃液量。

（七）特殊用药

患有反应性气道疾病、癫痫发作或高血压的患儿已接受药物治疗时，术前应继续用药。

二、麻醉前用药和术前禁饮食

（一）禁食时间

牛奶、母乳、配方食品和固体食物需禁食时间见表3-2。

（二）禁饮时间

最后一次进食应包括清液或糖水。研究表明，术前2小时进清液，不会增加误吸的危险。这种方法可减轻术前脱水和低血糖，使诱导更平顺，术中更稳定。我们建议术前2小时给予清液，然后禁食（见表3-2）。

表3-2 儿童术前禁食时间（h）

年龄（月）	奶（或）固体	清 液
≤36	6	2
>36	8	2

注：清液如水和苹果汁，母乳禁食时间为4小时。

（三）补液

如手术推迟，可给予清液，有些患儿应静脉补液。

第四节　手术室内术前准备

一、麻醉环路

（一）半紧闭环路

成人常用的半紧闭环路，不适于小婴儿应用，原因如下：

1. 自主呼吸时吸气和呼气活瓣增加呼吸阻力。

2. 大容量的二氧化碳吸收装置成为麻醉药的贮存器。

3. 环路的压缩容量很大。

（二）开放环路

无重复吸入的开放环路（MaplesonD）可解决这些问题。应用2.0~2.5倍于每分通气量的新鲜气流可防止重复吸入，以排出二氧化碳。二氧化碳监测可有效地判断重复吸入〔吸入二氧化碳分数$FiCO_2>0$〕，避免过度通气。小婴儿适合应用这种环路，可在术中保持自主呼吸或在转运过程中应用。

（三）每种环路均可应用被动加热湿化器。

（四）贮气囊容量

至少应与患儿肺活量相等，但不应过大，使每次挤压不至于使胸部过度膨胀。贮气囊容量应用原则如下：新生儿用500mL的贮气囊，1~3岁用1 000mL，3岁以上用2 000mL贮气囊。

（五）儿童专用呼吸环路

多数婴儿和儿童可应用带有二氧化碳吸收器的半紧闭环路麻醉机，但应改用较小的贮气囊和小直径的儿童专用呼吸环路（环路系统）。

二、气道装备

（一）面罩

选择无效腔较小的面罩，最好选用透明的塑料制品以利于观察口唇颜色、口腔分泌物和呕吐物的情况。

（二）通气道

选择大小合适的口咽通气道，可将通气道靠紧患儿面部旁边，其尖端应达下颌角。

（三）喉镜

1. 应用小镜片时选用较细的喉镜柄。

2. 小于2岁的儿童建议使用直镜片（米勒或Wis-Hippie）。因其凸缘较小，尖部逐渐变细且较长，在狭小的口腔内直镜片可提供更佳的视野，更易挑起会厌。

3. 弯镜片一般常用于大于5岁的患儿。

4. 喉镜片大小的选择原则见表3-3。

（四）气管导管

小于6~7岁的儿童通常使用不带套囊的导管（内径为5.5mm或更小的导管）。如在气道压不足时即漏气，应选用大一号的导管。近来，应用低压套囊导管极少发生气管狭窄。因而，如有指征（如扁桃体切除术或近端肠梗阻）可用带套囊的导管，但应注意套囊不要过胀并认识到氧化亚氮可弥散至套囊内。插管时还应准备比估计值大一号和小一号的导管。气管插管技术见本章第六节气管导管型号的选择见表3-4。

表3-3 喉镜片大小的选择原则

年 龄	刀 片
早产儿和新生儿	Miller 0 号
6~8 个月	Miller 0~1 号
9 个月~2 岁	Miller 1 号,Wis-Hipple 1.5 号
2~5 岁	Macintosh 1 号,Miller 1~1.5 号
大于 5 岁的儿童	Macintosh 2 号,Miller 2 号
青少年至成人	Macintosh 3 号,Miller 2 号

表3-4 气管导管型号的选择

年 龄	尺寸(mm,内部直径)
早产儿	2.5~3.0
足月新生儿	3.0
6~12 个月	3.5
12~20 个月	4.0
2 岁	4.5
大于 2 岁	$4+$年龄(岁)$\cdot 4^{-1}$
6 岁	5.5

注:经口插入导管长度(cm)=[10+年龄(岁)]/2

三、体温控制

（一）加热毯

手术室温度在小儿到达前应保持在26.7℃~32.2℃（80°F~90°F），手术床上应铺加热毯，婴儿应予毯子和帽子包裹。

（二）热辐射加温器

在麻醉诱导和摆体位的同时应用伺服-可控的热辐射加温器对婴儿进行保暖。应监测皮温，使其不超过39℃。

（三）气体加热及保湿

常规手术可被动加热及保湿。长时间手术时，有些麻醉医生更愿意采取主动加热、湿化吸入的气体。

（四）液体加温

输注的液体、血液制品和灌洗液应加温。

四、监测

（一）心肺听诊

除常规监测外，应用心前区或食道听诊器可提供心脏和呼吸功能的相关信息。

（二）血压

1. 血压计袖带应包裹至少2/3上臂，但不应超过腋窝或肘窝。
2. 如果不能放在上臂（易于脱落），袖带也可放在腿部。

（三）脉搏氧饱和度

监测脉搏氧饱和度特别重要，不仅是因为婴儿和年幼儿血氧饱和度下降速度很快，而且对于早产儿也有助于防止高氧血症。

（四）EtCO$_2$

在重复吸入环路中，由于呼出的气体被高流量的新鲜气体所稀释，通常EtCO$_2$的测量值低于估计值。

（五）体温

术中需要监测体温。对于小婴儿，可用食管、直肠或腋窝温度探头。铺上无菌单后，需调节加温毯和室温，使儿童特别是小婴儿不至于体温过高。

（六）尿量

对于儿童，尿量能很好地反映血容量状态，新生儿每小时0.5mL·kg^{-1}尿量就是足够的，对于1个月以上的婴儿每小时1mL·kg^{-1}的尿量，通常才提示肾灌注良好。

五、静脉开放和器材

（一）小于10 kg的儿童

应使用有控制箱的输液器（滴定管），以防止由于疏忽造成的水负荷过量。

（二）年长儿

可使用小儿输液器，每60滴相当于1mL。

（三）应用延长管

应用带短三通管的延长管，可使注射接口不被无菌单遮盖。尽可能接近静脉穿刺处给药，以避免输入过多的冲洗液。

（四）液体排气

此外，应特别注意保持输液管道内无空气，因为患儿可能通过未闭的卵圆孔存在右向左分流。已知存在心内分流的婴儿和儿童应使用气体过滤器。

第五节　诱导方法

一、吸入法诱导

小于8个月的婴儿入手术室前可不用镇静药，而采用吸入法诱导。与成人相比，新生儿血流丰富的器官相对比例较大，而肌肉和脂肪较小，这些影响吸入药的摄取和分布。

（一）8个月至6岁的儿童可选用下列镇静药

1. 咪达唑仑　口服咪达唑仑糖浆$0.5 \sim 1.0 mg \cdot kg^{-1}$，常在20分钟内起效，虽然起效时间会有差异。患儿常保持清醒但很安静，不能回忆起离开家长和麻醉诱导的情况。

2. 氯胺酮　口服氯胺酮$5mg \cdot kg^{-1}$可在$10 \sim 15$分钟内产生镇静作用，并与咪达唑仑有协同作用，但苏醒时间可能延长。诱导后经口插入胃管使胃排空可部分避免苏醒延迟。

3. 枸橼酸芬太尼　枸橼酸芬太尼口腔黏膜吸收剂（Actiq，$5 \sim 15 \mu g \cdot kg^{-1}$）可产生镇静和镇痛作用。由于其呼吸抑制作用，用药时需有麻醉医师在场。

4. 美索比妥　直肠 内美索比妥（Brevital）$25 \sim 30mg \cdot kg^{-1}$，以注射用水配制成10%溶液，通过带有软塑料管的灌肠器深入直肠2cm注入，$10 \sim 15$分钟后产生峰效应。注药后需有复苏设备和麻醉医师在场。

（二）监测脉搏氧饱和度

给镇静药后需常规监测脉搏氧饱和度。

（三）临床应用

除非有行快速静脉诱导的指征，吸入诱导是患儿最常用的诱导方法。

（四）麻醉兴奋期

吸入诱导过程中常出现麻醉兴奋期，在此期间应尽量减少手术室内的噪音和活动。如果诱导时患儿的父母在场，需将会出现兴奋期的情况告诉他们。

（五）方法

1. 8个月至5岁的儿童：给予术前用药后即可开始麻醉。面罩应接近但不要接触儿童的面部。麻醉开始时给予低流量（$1 \sim 3L \cdot min^{-1}$）的氧气和氧化亚氮。吸入麻醉药

（七氟烷或氟烷）的浓度逐渐增大，每次增加0.5%。角膜反射消失后可扣紧面罩，轻柔地提起下颌。

2. 年长儿 未用麻醉前用药的年长儿，可采用缓慢吸入诱导法。告知儿童如何通过透明的麻醉面罩呼吸。通过面罩先吸入氧气和氧化亚氮，然后逐渐增加挥发性麻醉药浓度。讲迷人的故事结合指导患儿呼吸对诱导很有帮助。

3. 单次呼吸诱导 也可几次呼吸，吸入麻醉药与氧化亚氮进行诱导，这种方法称单次呼吸诱导。

（1）单次肺活量吸入4%氟烷（或8%七氟烷）和70%N_2O-O_2，可使意识消失。与氟烷相比，七氟烷对心肌抑制较轻，心动过缓发生率低，更常用。地氟烷刺激性强，不推荐用于吸入诱导。

（2）麻醉机环路内预先充入70%N_2O-O_2和7%～8%七氟烷或4%～5%氟烷。环路末端用塞子或另一贮气囊堵住，并打开快速排气阀以减少未排除的麻药逸出。

（3）面罩涂上香味可使儿童更易接受。

（4）指导患儿深吸一口室内空气（按肺活量吸气），用力全部呼出，然后停止呼吸。这时，麻醉医师将面罩轻轻地置于患儿脸上。患儿再次深吸气，吸入麻醉药混合气体，然后再次屏住呼吸，按此顺序重复4～5次。

（5）大多数患儿在60秒内麻醉，少许患儿则需要更长时间麻醉。

4. 辅助用药 在吸入诱导过程中儿童可出现惊恐、不合作，甚至挣扎。如果出现这种情况，应采取另一预案，如肌肉注射镇静药或催眠药。

二、肌注诱导

对于极不合作或发育迟缓的儿童，可予氯胺酮4～8mg·kg^{-1}肌注诱导，3～5分钟后起效。可将阿托品（0.02mg·kg^{-1}）或格隆溴铵（0.01mg·kg^{-1}）与氯胺酮混合后肌肉注射，以抑制唾液分泌。也可加用咪达唑仑（0.2～0.5mg·kg^{-1}，肌肉注射）以降低苏醒期谵妄的发生率。

三、静脉诱导

（一）大于8岁的儿童

通常选用静脉诱导而非面罩吸入，可用丙泊酚3～4mg·kg^{-1}或硫喷妥钠4～6mg·kg^{-1}诱导。

（二）年长儿

许多年长儿不喜欢挥发性麻醉药的气味，因此此年龄阶段的患儿更适于用静脉诱导，而不是面罩吸入。静脉穿刺前应予1%利多卡因皮下注射行局部麻醉，也可在静脉穿刺45分钟之前皮肤涂恩纳软膏（2.5%利多卡因和2.5%丙胺卡因的可溶混合物）或LMX软膏（4%利多卡因）。恩纳软膏可用来降低置套管针引起的疼痛。

（三）饱胃患儿

1. 注意事项　通常，婴儿和儿童快速诱导原则同成人，此外还应注意下列事项。

2. 静脉注射阿托品（0.02mg·kg^{-1}）以防止心动过缓，特别是打算给予琥珀胆碱的患儿。

3. 儿童对以下药物分布容积大，因此用药量亦相对较大，如硫喷妥钠为4～6mg·kg^{-1}、丙泊酚3～4mg·kg^{-1}、琥珀胆碱1.5～2.0mg·kg^{-1}。

4. 胃扩张　胃扩张（如幽门狭窄）的婴儿，麻醉诱导前应经口置胃管行胃肠减压，拔气管导管前应再次吸引胃管。

5. 可应用雷尼替丁2～4mg·kg^{-1}，以减少胃容量，提高肾内pH值；昂丹司琼0.15mg·kg^{-1}可预防术后恶心、呕吐。

6. 甲氧氯普胺　如果怀疑有幽门梗阻或肠梗阻，不应用甲氧氯普胺。

（四）清醒插管

垂危或有明显气道发育异常（如重度颅面部畸形）的饱胃婴儿，应选用清醒窥喉及插管。

（五）气管导管的选择

饱胃儿童应采用带套囊的气管导管，可减少更换较细导管的次数。调整套囊容量以保证适量的气体漏出。

第六节　气管内插管

一、经口插管

（一）头位

年长儿头部需垫高呈"鼻吸"位，婴儿和年幼儿枕骨较大，可将小毛巾置于肩胛骨下有助于插管。

（二）暴露声门

窥喉时用镜片尖提起会厌，如声门显露不佳，可将镜片置入会厌谷或者换用直镜片。

（三）插管标志

足月新生儿从声门到隆突的距离约为4cm。婴儿气管导管距尖端2cm处有一道黑线，3cm处有两道黑线标志。当导管插入声带时应看清楚这些标志。

（四）插管遇到阻力

如插管时遇到阻力，应改插小半号的导管

（五）插管后处理

插管后，应检查双侧呼吸动度是否一致，听诊双肺呼吸音是否均等。当给予 $15 \sim 20 cmH_2O$（$1.47 \sim 1.96 kPa$）正压通气时，无套囊的导管周围应有气体漏出。如果小于 $10 cmH_2O$（$0.98 kPa$）时出现漏气，应换用稍大号的导管。持续监测二氧化碳波形，以维持适当的 $EtCO_2$ 值。

（六）胸部听诊

每次头部位置或体位变动后均应进行胸部听诊，以验证双肺呼吸音是否一致。头后仰可导致脱管，而头屈曲则使导管深入至一侧主支气管。

（七）导管固定

导管应牢固固定，注意齿龈附近的刻度，导管位置移动时此刻度发生明显改变。

（八）喉罩通气道

喉罩通气道使儿科麻醉发生了重大变革。喉罩既可应用于简单病例（如疝修补术）代替面罩，又可在许多检查操作（如MRI或CT扫描）中应用替代气管插管。

二、经鼻插管

（一）方法

同成人相似。

（二）插管钳的引导

婴儿喉头较高，如无助手帮助，插管困难；经常需用Magill插管钳引导导管尖端经过声门。

（三）插管指征

因为增大的腺样体和扁桃体可引起鼻出血，只有特殊指征时（如口腔手术）方可采用经鼻插管。

三、低氧血症

即使气管插管前预先给氧，呼吸暂停的婴儿仍可在 $30 \sim 45$ 秒内出现低氧血症。如发生心动过缓、发绀或血氧饱和度下降，应立即停止气管插管操作，吸入纯氧，直至血氧饱和度有所改善。

四、肌松药

（一）禁忌证

常应用肌松药以利气管内插管，但有气道解剖异常的婴儿和儿童禁用。

（二）非去极化肌松药

诱导时并用氟烷和琥珀胆碱可增加咬肌痉挛的发生率，目前临床已很少应用；除非有明确指征需行快速诱导，现在通常选用非去极化肌松药。

（三）琥珀胆碱

琥珀胆碱可引起心动过缓，重复应用其作用增强。如果第1次应用琥珀胆碱前未应用阿托品，第2次应用前需给予。患有隐性肌病的患儿应用琥珀胆碱可导致威胁生命的高钾血症，表现为宽QRS综合波的心动过缓、室性心动过速、室颤或心搏骤停。患儿可能有中度肌无力病史或达不到与年龄相称的身体发育情况，因为杜兴、贝克型肌营养不良在4岁时才会出现明显症状。可疑肌无力的患儿（特别是男婴）需确保其术前肌酸激酶水平正常。因此，食品与药物管理总局黑名单中提出警告，认为儿童仅在急症插管或有必要立即保证气道安全性的情况下（如喉痉挛、困难气道、饱胃），才能使用琥珀胆碱。近期有恶性高热家族史的患儿禁用琥珀胆碱。

（四）罗库溴铵和米库氯铵

罗库溴铵$0.6 \sim 1.2 mg \cdot kg^{-1}$和米库氯铵$0.20 \sim 0.25 mg \cdot kg^{-1}$起效迅速，这两种药物已代替琥珀胆碱行快速诱导。

（五）阿曲库铵

可用顺式阿曲库铵$0.1 \sim 0.2 mg \cdot kg^{-1}$行气管插管。

（六）残余肌松作用的拮抗

长时间手术（如开颅术和心脏外科手术）可选用泮库溴铵$0.1 mg \cdot kg^{-1}$。术毕如果肌松监测或临床检查提示仍存在残余肌松作用，可用新斯的明$0.05 \sim 0.06 mg \cdot kg^{-1}$和抗胆碱药（阿托品或格隆溴铵）来逆转肌松作用。

第七节　输液管理

可应用以下计算方法估算婴儿和儿童的液体需要量。其他可反映容量状态的指标，包括血压、心率、尿量、中心静脉压及渗透浓度可指导对输液量做进一步调整。

一、维持需液量

1. 对于体重的第1个10kg，按每小时4mL·kg^{-1}（每天100mL·kg^{-1}），对于第2个10kg，按每小时2mL·kg^{-1}（每天50mL·kg^{-1}），超过20kg者按每小时1mL·kg^{-1}（每天25mL·kg^{-1}）。例如，对于25kg的儿童，其维持量为（4×10）+（2×10）+（1×5）=65mL·h^{-1}。

2. 对于健康儿童，为补充其已损失量和继续损失量，通常输注乳酸盐林格液。对于早产儿、患脓毒症的新生儿、糖尿病母亲的婴儿和接受全肠道外营养的儿童，围术期常用5%葡萄糖，这些患儿应定期监测血糖。

二、估计血容量（estimate blood volume，EBV）和失血量

（一）EBV

早产儿为95mL·kg^{-1}，足月新生儿为90mL·kg^{-1}，1岁以内的婴儿为80mL·kg^{-1}，1岁以后的婴儿为70mL·kg^{-1}。

（二）估计的红细胞数量（estimate red blood cell metarubricyte，ERCM）

$$ERCM=EBV×Hct·100^{-1}$$

（三）可接受的红细胞丢失量（acceptable red blood cell loss，ARCL）

$$ARCL=ERCM-ERCM_{aceptable}$$

$ERCM_{aceptable}$指最低可接受的Hct时ERCM值。

（四）可接受的失血量（acceptable blood loss，ABL）

$$ABL=ARCL×3$$

1. 如失血量小于ABL的1/3，可输注乳酸盐林格液。

2. 如失血量大于ABL的1/3而小于ABL，可输注胶体液，如5%白蛋白。

3. 如失血量大于ABL，应输注浓缩红细胞和等量的胶体液。根据凝血检验、估计失血量和伤口处血凝块的形成情况酌情给予新鲜冰冻血浆和血小板。

4. 对于婴儿和年幼儿，可以用小吸引瓶和称量纱布来计算失血量。但因为对年幼儿有时很难精确估算少量失血，监测Hct可有助于避免不必要的输血，或提醒麻醉医师需要输血。

5. 目前认为可接受的Hct不再是30%，应根据是否需要输注红细胞对每个患者进行估计。心功能正常的健康儿童可通过增加心排血量来代偿急性贫血。体质虚弱的儿童、脓毒症患儿、化疗或行大手术时，则需要更高的Hct。

三、估计的液体缺失（estimated fluid deletion，EFD）

EFD=每小时维持量×从未次饮水至麻醉开始的小时数。重症病例或行大手术时需补充全部液体缺失量，第1h补充一半，剩下的一半在以后的1~2小时内补足。

四、第三间隙液丢失量

如果存在大面积肠管暴露或严重的肠梗阻，第三间隙液丢失量需要额外输注乳酸盐林格液或生理盐水，每小时10mL·kg^{-1}。

第八节　麻醉苏醒期和麻醉后处理

一、拔管

（一）喉痉挛

麻醉苏醒期特别是兴奋期可发生喉痉挛。

（二）苏醒后拔管

大多数病例在麻醉苏醒后拔管。咳嗽不是小儿拔管的指征，而有目的的活动（如伸手够气管导管）或拔管前睁眼才是拔管指征。婴儿髋部屈曲或面部极其痛苦的表情提示其已苏醒。

（三）深麻醉下拔管

也可在较深的麻醉下拔管，如腹股沟疝修补术中不希望出现苏醒期咳嗽或有呼吸道反应性疾病的患儿。深麻醉下拔管不适用于气道异常或刚刚进食的儿童。

二、运送

在送至PACU途中，应持续监测儿童的颜色和呼吸型式。如有指征（贫血或患肺疾病），应予吸氧。

第九节　儿科麻醉的特殊问题

一、气道受累

（一）病因学

1. 先天性畸形（如后鼻孔闭锁、Pierre-Robin综合征、气道狭窄或喉蹼）。
2. 炎症（如气管支气管炎或喉炎、会厌炎、咽脓肿）。
3. 气管或食管异物。

4. 肿瘤（如先天性血管瘤、水囊状淋巴管瘤、胸腔淋巴结病）。

5. 创伤。

（二）初期处理

1. 经面罩吸入纯氧。

2. 尽量保持患儿安静。尽量减少检查，因其可加重躁动，使气道进一步受累。家长可使患儿安静，尽可能长时间陪伴患儿。

3. 送至手术室期间需有麻醉医师在场。应备有氧气、简易呼吸器、喉镜、阿托品、琥珀胆碱、镇静催眠药、相应的气管导管、喉罩通气道、口咽通气管和脉搏氧饱和度监测。

（三）麻醉诱导

1. 尽量减少对患儿的操作　诱导开始时心前区放置听诊器并监测SpO_2。

2. 患儿可保持半坐位　如果有指征，可有家长陪伴，然后用七氟烷或氟烷逐步吸入诱导。气道梗阻和气体交换障碍使诱导时间延长。

3. 当患儿意识消失后让家长离开，开始建立静脉通道。如有指征则给予阿托品。

4. 喉炎患儿　可通过持续正压通气得到改善，但正压通气可使患会厌炎或有异物的患儿发生急性气道梗阻。

5. 插管前准备　经口气管导管应准备管芯和至少小一号的导管。如估计术后需机械通气（如会厌炎），应选用带套囊的导管。

6. 气道　此时患儿常有高碳酸血症［$P_{et}CO_2$ 6.67～8.00kPa（50～60mmHg）］，但只要不伴低氧血症，通常可耐受。心动过缓提示有低氧血症，应立即建立通畅的气道。

7. 喉镜　只有患儿在深麻醉时方可置入喉镜。是否应用肌松药视具体情况决定。使用肌松药可便于插管，某些情况下可避免深麻醉。相反，有些情况，应用肌松药可加重气道受累。通常，经口气管插管应在试行气道其他操作之前完成。当上呼吸道有较大异物或易破裂的声门下肿瘤（如血管瘤）时，可在插管前做支气管镜检查。

8. 经鼻插管　当导管需要保持数天（如会厌炎）时，宜用鼻腔插管。如果经口插管容易完成，也可在手术结束前将口腔插管改为鼻腔插管。不能只为将其改为鼻腔插管而去破坏安全可靠的口腔插管。

9. 镇静治疗　在送至ICU的过程中，患儿应予镇静。可联合应用麻醉药和苯二氮卓类药物或丙泊酚。美国尚未批准儿科重症监护患者长期镇静中应用丙泊酚。在术后早期可保持自主呼吸或辅助呼吸。

（四）吸入性异物（foreign body，FB）的处理

1. 好发年龄与部位　异物误吸入通常发生在7个月至4岁，约75%的异物位于近端气道（喉、气管、右或左主支气管）。大多数死亡发生在异物吸入时，如果患儿到达医

院时，还活着，多数情况死亡率为0。

2. 临床表现　异物吸入后出现哽噎、喘鸣为最常见的临床表现。仅有50%的病例出现咳嗽、喘鸣、呼吸音降低三联征。胸部X线检查可使不能透过放射线的物体、阻塞性肺气肿或局限性肺炎显像，但假阴性率为40%。

3. 支气管镜检查　不管是否有胸部X线发现，都应立即行硬支气管镜检查。术前及术中与支气管镜检医生的交流很重要。需准备急症气管切开包和开胸器械。通气有两种：维持自主呼吸和机械通气。

4. 维持自主呼吸　充分给氧后，静脉注射阿托品或格隆溴铵，并给予100%氧气进行吸入麻醉药诱导。与氟烷相比，七氟烷不增加心脏对内源性儿茶酚胺的敏感性。维持自主呼吸，达足够麻醉深度时，声带和声门下利多卡因（学龄期儿童浓度为2%，小婴儿为1%）喷雾表麻。然后将可供氧的支气管镜插入气管内。为防止体动和咳嗽，需加深麻醉。就在异物通过声带取出之前，可考虑应用小剂量肌松剂。取出异物后，行胃部吸引，可用面罩或气管内插管维持通气。此方法的好处在于气流分布充分，通气、血流比最佳，自主通气不间断，吸入性异物取出后能立即评价通气状况。缺点为患儿可发生体动、咳嗽、喉痉挛及苏醒延迟。

5. 机械通气　用丙泊酚和琥珀胆碱行快速诱导。丙泊酚（瑞芬太尼）持续输注维持麻醉，并以单次剂量或持续输注短效肌松药如米库氯铵维持肌松。然后插入可通气的支气管镜，根据支气管镜检查医生的操作步骤调整呼吸参数。当支气管镜放在适当的位置时，可增加吸气压力，延长呼气时间以防止气压伤。苏醒方法与维持自主呼吸时相似。控制通气的优点为可快速控制气道，无体动，所需麻醉药较少。而其缺点为间断停止通气，异物有移向气道深处的危险，球囊充气过多时可引起气压伤。

6. 通气方式的选择　一项大规模的回顾性研究显示，通气方式既不会影响异物的成功取出，也不会影响低氧血症、高碳酸血症、心动过缓、低血压等不良后果的出现。

二、近期上呼吸道感染

婴儿、儿童每年可发生6~10次上呼吸道感染。权衡症状的严重程度与手术的紧迫性很重要。下呼吸道感染的体征为喘鸣、发热、咳嗽，增加了围术期呼吸系统并发症的危险性。相反，鼓膜切开术和耳膜置管术可缓解慢性中耳炎引起的鼻溢液。

三、腹腔内发育异常

包括幽门狭窄、腹裂、脐膨出、小肠闭锁和肠扭转。

（一）胃肠道急症

常有明显脱水和电解质紊乱。幽门狭窄手术应推迟至血管内容量补足，低钾血症、低氯血症、代谢性碱中毒得到纠正后才实施。当伴有其他诊断（如十二指肠闭锁）时，情况更为紧急，可在术中继续补液。

（二）留置胃管

婴儿和年幼儿腹胀迅速影响呼吸，必须经鼻置胃管吸引。因此，一些垂危的婴儿需在麻醉诱导前行胃管吸引。

（三）快速诱导

对于生理紊乱不严重和仅有轻度或中度腹胀的儿童，可予快速诱导。

（四）严重脱水和脓毒症的患儿

需行动脉、中心静脉置管，并留置导尿管。

（五）麻醉处理

健康婴儿行短小手术（如幽门肌切开术）可选用吸入麻醉。对于危重患者儿（如胆囊穿孔），麻醉处理包括吸入氧气-空气混合气体、使用对心肌抑制作用最小的药物。阿片类药物（吗啡$0.1 \sim 0.2mg \cdot kg^{-1}$静注、芬太尼$1 \sim 2 \mu g \cdot kg^{-1}$静注、哌替啶$1 \sim 2 mg \cdot kg^{-1}$静注）、苯二氮草类药物和肌松药常较吸入麻醉药更容易耐受。由于氧化亚氮可加重腹胀，应避免使用。

（六）液体和热量丢失

在肠管暴露和操作时，第三间隙丢失大量液体，需大量补液。尽管采用所有保温措施，热量丢失仍不可避免。

（七）术后

仍需呼吸支持，直至腹胀减轻、体温恢复、需补充的液体减少为止。

四、胸外科急症

1. 气管食管瘘。
2. 先天性膈疝。

五、先天性心脏病

六、头颈部手术

1. 斜视矫正术。
2. 扁桃体切除术、增值体切除术和其他可引起扁桃体出血的儿科急诊手术。

第十节　区域麻醉

随着对婴儿、儿童局麻药药代动力学和药效动力学的进一步理解和特殊设计的器材的应用，区域麻醉在儿科患者中的应用已获得认可。

一、局麻药药理学

（一）蛋白结合率

由于新生儿人血白蛋白水平低，蛋白结合减少。游离局麻药特别是布比卡因浓度增加。

（二）血浆胆碱酯酶活性

小于6个月的婴儿血浆胆碱酯酶活性降低，理论上可降低氨基酯类局麻药的清除率。

（三）肝内微粒体酶系统

新生儿肝内微粒体酶系统发育未成熟，可降低氨基酰胺类局麻药清除率。

（四）分布容积

婴儿和儿童分布容积增加，可降低血中游离局麻药浓度。

（五）全身毒性反应

为区域麻醉最常见的并发症，用药剂量应在体重的基础上仔细计算。婴儿和儿童反复给药引起游离药物蓄积的危险较高。

二、脊麻

（一）适应证

1. 孕龄加出生时间不足60周的早产儿、有呼吸暂停、心动过缓、支气管肺发育不良史或需要长期呼吸支持的婴儿，全麻后易发生呼吸暂停和心血管系统不稳定。脊麻可减少这些麻醉后并发症。不论实施何种麻醉，患儿应至少在术后24小时内行呼吸、循环系统监测。

2. 有发生恶性高热危险的儿童。

3. 患慢性呼吸道疾病（如反应性气道疾病或囊性纤维化）的儿童。

4. 饱胃的可合作的年长儿和青少年需行表浅急诊手术（如踝关节骨折）。

（二）方法

1. 体位　可采用侧卧或坐位。早产儿和新生儿宜采用坐位以限制药物向头侧扩散，头部保持直立以防止上呼吸道梗阻。婴儿因其脑脊液流动缓慢，常用22号3.8cm（1.5in）脊麻穿刺针，大于2岁的儿童可用25号穿刺针。

2. 蛛网膜下腔穿刺　脊麻前应建立静脉通路和静脉输液，穿刺过程中应行生命体征监测。必须保持体温正常，特别是对早产儿和新生儿。穿刺完成后婴儿应保持仰卧位，避免采用头低足高位，以免药物在蛛网膜下隙向头侧移动。

（三）药物和剂量

1. 最常用重比重的布比卡因或丁卡因。

2. 婴儿剂量相对偏大，作用时间缩短。

3. 推荐剂量（至T6水平）

（1）0.75％布比卡因溶于8.25％葡萄糖中，0.3mg·kg^{-1}，适用于婴儿和儿童。

（2）1％丁卡因，加等量10％葡萄糖，婴儿予0.8～1.0mg·kg^{-1}，儿童予0.25～0.5mg·kg^{-1}。与成人相比，此剂量偏大，但对于婴儿很有必要。

4. 丁卡因可维持麻醉时间平均为90分钟，布比卡因更短。加入肾上腺素10μg·kg^{-1}（最多0.2mg）或去氧肾上腺素75μg·kg^{-1}（最多2mg）可延长阻滞时间。

（五）并发症和禁忌证

1. 麻醉平面消退 儿童 麻醉平面消退较成人明显增快。如阻滞作用逐渐减弱，应慎用辅助镇静药，特别是对于早产儿和新生儿。如果蛛网膜下隙麻醉不充分，最好在摆体位之前给予全麻。

2. 低血压 小于7～10岁的儿童很少发生低血压，可能由于其静息交感神经张力低于成人。只有出现皮肤斑纹或呼吸暂停伴心动过缓方可发现阻滞平面过高。

3. 禁忌证 与成人相似，特别要注意有无先天性中枢神经系统解剖缺陷和脑室内出血的病史。

三、骶管及腰部硬膜外麻醉

（一）适应证

如果骶管或硬膜外麻醉与全身麻醉联合应用，则适用于各种胸部、腹部、盆腔、膀胱和下肢手术，特别是估计有明显术后疼痛者（如整形外科手术）。

（二）解剖学

新生儿硬膜囊止于S3椎体水平，婴儿行骶管穿刺注意避免穿破硬膜。

（三）方法

1. 常在全麻诱导后行腰骶部硬膜外麻醉。

2. 骶管阻滞或骶部硬膜外穿刺 应用3.8cm（1.5in）短斜面的穿刺针进入骶部硬膜外间隙，单次注入局麻药行骶管阻滞。此法特别适用于伴轻至中度术后疼痛的短小手术，如疝修补术、睾丸固定术和包皮环切术。如手术时间长或需延长术后镇痛，可预先经骶部硬膜外腔置管，分次或持续输注局麻药物，亦可加用阿片类药。婴儿可通过20号40～50mm硬膜外（Tuohy）穿刺针，置入22号骶管导管；年长儿需通过17或18号90～100mm硬膜外穿刺针置入20号导管。

3. 骶管导管 较 小的儿童硬膜外腔尚未广泛血管化，骶管导管可置入到达腰段或胸段。推荐麻醉平面为T6~T9脊椎水平用于胸科手术（如漏斗胸修复术），T_{10}~T_{12}用于腹部手术（如尼森胃底折叠术或肠切除术）。通常，这些导管向前推进较容易，如遇阻力，可提示位置不当。如有必要，可通过造影剂和X线透视检查来确认导管位置。与腰部置管相比，虽操作容易，但骶管导管容易被粪便污染，且术后易脱出。

4. 硬膜外导管　可通过腰段或胸段穿刺置管。儿童从皮肤到硬膜外隙距离短（1~2cm），需注意避免穿破硬膜。通常应用生理盐水而不是空气做阻力消失试验。年长儿常用18号硬膜外穿刺针和20号导管。经胸段置管可用于漏斗胸修复术、开胸术。对麻醉状态下的儿童予以胸段硬膜外置管有赖于医生的技术和经验。有人认为这种方法可引起意外损伤，而另一些人则认为，7岁大的清醒患儿在穿刺置管操作过程中不能确保安静。

（四）药物和剂量

1. 局麻药物及剂量　对于单次给药的骶管麻醉，希望能有长时间的感觉神经阻滞和最小的运动神经阻滞。应用含肾上腺素的0.125%~0.25%布比卡因，每节段0.06mL·kg^{-1}，其节段数指从S$_5$脊髓水平到所需止痛平面。另一种简单的给药方法为给予含肾上腺素的0.125%布比卡因1mL·kg^{-1}。高于0.25%的布比卡因不再增强止痛效果。布比卡因剂量达3.5mg·kg^{-1}时婴儿和儿童的血浆浓度低于成人中毒范围。短小择期手术中，0.125%的罗哌卡因和0.25%左布比卡因1mL·kg^{-1}可成功用于骶管麻醉，此浓度具有同等效能，但不伴或仅有最小的运动神经阻滞。

2. 辅助用药　辅助用药可延长术后镇痛时间。0.25%布比卡因中加用可乐定1~2μg·kg^{-1}可使镇痛时间延长2~3小时。但可引起术后镇静作用增强，应避免用于有呼吸暂停危险的婴儿（如新生儿和极度早产儿）。应用不含防腐剂的消旋氯胺酮（或S-对映结构体）比可乐定更能显著延长镇痛作用时间。5-氯胺酮1mg·kg^{-1}无呼吸循环系统、镇静、呕吐或行为方面的副作用。氯胺酮与1μg·kg^{-1}的可乐定有协同作用。

3. 骶管或硬膜外置管麻醉

（1）间断分次给药：开始给予1%利多卡因0.5mL·kg^{-1}，其后如需要，每小时给予0.5%利多卡因0.5mL·kg^{-1}；或先给予0.25%~0.5%布比卡因0.5mL·kg^{-1},其后每1.5~2.0小时给予0.25%布比卡因0.25mL·kg^{-1}。

（2）持续输注：婴儿和小于7岁的儿童，首次负荷量为0.1%布比卡因，每节段0.04mL·kg^{-1}，也可加入芬太尼3μg·mL^{-1}；大于7岁的儿童，每节段0.02mL·kg^{-1}。维持量为0.1%布比卡因，每小时0.1mL·kg^{-1}，也可加芬太尼3μg·kg^{-1}。如需要加快输注速度可增至每小时0.3mL·kg^{-1}，芬太尼每小时总量不超过1μg·kg^{-1}。除非进行密切监测，小于1岁的婴儿硬膜外通常不用芬太尼。

4. 术后镇痛　可通过骶管或硬膜外导管给药提供术后镇痛。通常输注0.1%布比卡因和芬太尼3μg·mL^{-1}，每小时0.1~0.3mL·kg^{-1}，可提供良好的镇痛而没有运动神经阻滞。但是有些患儿可不用局麻药，而用芬太尼每小时$0.5 \sim 1.0 \mu g \cdot kg^{-1}$。如上所述，小于1岁的婴儿由于术后可能发生呼吸抑制，硬膜外通常不用阿片类药，可应用0.1%布比卡因，每小时$0.1 \sim 0.3 mL \cdot kg^{-1}$。

第十一节　目前儿科麻醉中存在的问题

一、麻醉后兴奋

（一）七氟烷

七氟烷已取代氟烷作为吸入诱导的挥发性麻醉药物。七氟烷诱导迅速、平稳，心血管副作用小，溶解度低。然而应用七氟烷维持麻醉与麻醉后兴奋发生率高有关（发生率为27%~67%），而氟烷仅为5%~30%。

（二）病因

兴奋的病因尚不清楚。镇痛完善时可单独出现，甚至区域麻醉和非外科性操作（如核磁共振显像扫描）后也可出现。苏醒迅速可能为一个因素，但丙泊酚或瑞芬太尼麻醉中尚未出现兴奋。

（三）临床表现

麻醉后兴奋在苏醒后不久即可出现，甚至PACU中入睡的患儿亦可出现。其表现为哭闹、剧烈扭动、无法安慰、易怒、无法保持安静、头脑不清，持续时间可达30分钟，且父母在旁也不能使之缓解。危险因素包括应用溶解度低的麻醉药物（如七氟烷、地氟烷）维持麻醉、年龄小（<6岁）、术前焦虑、容易兴奋的性格（分离焦虑和易怒的儿童）。此阶段患儿可能受到外伤，静脉通路被破坏，父母精神紧张，扰乱PACU环境。但这种现象是有时间限制的，因为没有证据表明术后30天会产生负面行为改变。

（四）预防

包括术前或术中给予咪达唑仑，术中应用阿片类药物，苏醒期给予α_2激动剂、小剂量丙泊酚。通常可在诱导后改用异氟烷或丙泊酚维持麻醉。随机实验证明，静脉给予可乐定$2 \mu g \cdot kg^{-1}$、右美托咪定$0.3 \mu g \cdot kg^{-1}$、芬太尼$2 \mu g \cdot kg^{-1}$可有效预防兴奋。

（五）治疗

包括静脉注射芬太尼$1 \mu g \cdot kg^{-1}$、支持治疗、减少外界刺激、防止磕到床栏杆。在确认存在吸入麻醉药的残余作用之前，应排除兴奋的可逆因素，包括通气异常、电解质紊乱、低血容量、疼痛。

二、丙泊酚输注综合征（propofol infusion syndrome，PRIS）

（一）近况

由于丙泊酚在手术室内应用很安全，且无蓄积作用，停药后苏醒迅速，现已成为PICU中常用的非处方镇静药物。然而，人们意识到可能会引起丙泊酚输注综合征（在危重患儿中曾有记载，是一种罕见的致命性疾病），因此改变了PICU中镇静药物的应用习惯。

（二）临床表现

为渐进性代谢性酸中毒、横纹肌溶解、脂血症、缓慢型心律失常（偶发快速型心律失常）以及可导致死亡的心脏、肾脏、肝脏功能紊乱。

（三）生化异常

包括干扰脂肪酸氧化和削弱线粒体中电子的转运，可导致脂肪酸代谢的毒性中间产物积聚，使细胞呼吸受损。典型患者血清中乳酸盐、肌酸、肌酸激酶、肌钙蛋白I、肌红蛋白、转氨酶、肉毒酰碱增高，其中肉毒酰碱可作为早期标志物。

（四）危险因素

包括伴上呼吸道感染或急性中枢神经系统疾病损伤的危重患儿，行气管插管给氧时给予丙泊酚快速长期（尽管PRIS可早期发病）输注（每小时4mg·kg^{-1}），以及碳水化合物摄入不足（<6mg·kg^{-1}·min^{-1}）。

（五）治疗方法

包括早期给予炭血灌注或连续静脉-静脉血液滤过。如果没有上述这些措施，给予血管加压药和其他常规治疗方法无效。单纯停止输注丙泊酚并不能阻止疾病的临床进展。

三、右美托咪定

（一）药理特性及适应证

右美托咪定为苯甲基咪唑美托咪定的右旋同分异构体，是α$_2$激动剂，特异性为可乐定的8～10倍。CFDA批准将其用于成人ICU患者短期镇静。其消除半衰期为1.5～3.0小时，经肝脏代谢、肾脏排泄，具有缓解焦虑、镇静、镇痛的作用，已成功用于儿科患者机械通气、无创性放射诊疗操作、难治性术后疼痛的镇静治疗。

（二）常用剂量

为10分钟内给予负荷量0.5～1.0μg·kg^{-1}，然后持续输注，每小时予0.5～1.0μg·kg^{-1}。临床上，平均动脉压和心率降低不明显，对保持自主呼吸的患者通气功能影响小。0.5μg·kg^{-1}可用来降低苏醒期焦虑，但可使苏醒及拔管时间稍延长。

第四章　胸科手术的麻醉

第一节　开胸对机体生理功能的影响

就开胸本身而言，必然导致呼吸功能紊乱和通气功能障碍，若肺脏患有疾病，在麻醉与手术操作的影响下，将加重对机体生理功能的干扰。因此，临床麻醉应首先了解和熟悉开胸手术病人的病理生理特点及手术对机体功能的影响。

一、开胸后机体病理生理的改变

（一）开胸侧肺组织萎陷

胸腔一旦切开，其原有的胸膜腔负压立即消失，由于大气压的存在，肺泡组织萎陷，从而肺通气面积锐减，肺循环阻力增加。若无呼吸支持，必然造成低氧血症。

（二）纵隔移位与摆动

由于患侧胸腔开放后腔内成为大气压，健、患两侧胸腔出现压差，患侧为正压，而健侧仍为负压，致使纵隔向健侧移位，并随呼吸周期而左右摆动，即形成反常呼吸。此外，纵隔移位也影响健侧肺通气。

（三）对循环功能的影响

正常情况下呼吸功能与循环功能关系极为密切，相互影响。胸腔开放形成正压，肺脏萎陷，致使肺内分流增加，回心血量降低，结果引起心排血量减少。

（四）其他

开胸后体热与体液散失增加。

二、开胸侧卧位对呼吸功能影响

1. 胸腔手术病人大都安置侧卧位，在重力作用下，纵隔向健侧胸腔移位而压迫健则肺脏，健侧胸腔受压，致使健侧肺膨胀受限、肺容量减少，从而引起健侧肺通气不足。

2. 侧卧位患侧胸腔开放后，负压消失，空气进入，部分肺泡萎陷，致使肺泡有效通气面积减少，肺脏功能残气量（functional residual capacity，FRC）降低，若不给予呼吸支持则引起低氧血症。

3. 手术医师在胸腔内操作可不同程度地压迫肺组织，常引起患侧肺（开胸侧）通气不足。

4. 侧卧位单肺正压通气时，开胸侧（上侧肺）肺脏全部萎陷，而由健侧肺（下侧肺）担负整个机体氧的供给和二氧化碳的排出。但由于受重力的影响，肺通气／血流比（V／Q）的改变，以及通气不足等因素，术中病人常出现缺氧和二氧化碳蓄积，其严重程度取决于健侧肺的功能，以及麻醉期间的相关处理。

三、单肺通气对呼吸功能的影响

开胸手术大都需实施肺隔离技术（单肺通气），单肺通气期间氧合不良的主要原因包括双腔支气管内插管位置安置不良，健侧肺本身的功能、双肺的V／Q失调，以及术中血液、血凝块或组织碎屑堵塞小气道等，因此，单肺通气很易因氧合不良或通气不足，而发生缺氧或低氧血症。

第二节　麻醉前评估与术前的准备

一、麻醉前一般评估

（一）肺部疾患

手术病人若合并肺部慢性疾病，往往增加麻醉与手术风险，通常肺功能测定有助于诊断呼吸系统疾病的类型、性质。

一类为慢性阻塞性肺疾病，主要以肺顺应性下降为特征，即肺容量减少，如各种原因引起的肺水肿、慢性支气管炎、支气管哮喘等。

另一类为限制性肺疾病，包括肺间质病变、肺纤维化，以及过度肥胖等。术前诊断明确有利于麻醉评估。此外，开胸手术其肺功能监测对老年病人尤为必要，最大自主通气量与第1秒用力呼气量（forced expiratory volume in one second，FEV_1）较能说明问题，尤其全肺切除病人，术后可能因气体交换不足、肺动脉高压，以及致命性呼吸困难而难以脱离呼吸机支持，故肺功能测定显得尤为重要（表4-1）。

表4-1 肺功能测定与麻醉、手术风险评估表

肺功能测定项目	风险性指标
最大通气量（MVV）	<预计值的50%
第一秒用力呼气量（FEV_1）	<2L或<总时间肺活量的50%
残气量／肺总量比值	>50%
呼吸空气时$PaCO_2$	>45mmHg

（二）心血管疾患

伴有高血压、冠心病者开胸手术，既增加临床麻醉难度，也增加麻醉风险，通过询问能否承担家务劳动或步行3层楼梯有无明显心悸、气喘等，以便了解心功能储备情况。

（三）简便的心肺功能监测

1. 屏气试验 通过平静呼吸后，如屏气时间可达到15～20秒，深呼吸数分钟然后深吸气，屏气时间不能达到30秒钟，一般可提示心肺功能储备不足。

2. 点燃细蜡烛试验 若能吹灭离口唇5～15cm远的火焰，说明FEV_1大致正常。

二、麻醉前准备

适宜而有效的麻醉前准备，可改善病人对麻醉与手术的耐受力，且能降低术中相关并发症的发生率，并有利于术后机体恢复。

（一）术前停止吸烟

长期吸烟者应提早戒烟，因吸烟后血红蛋白可成为碳氧血红蛋白，其携氧能力降低，氧解离曲线左移。吸烟促使支气管内膜炎性反应，分泌物增加，易阻塞细小支气管，引起通气受限。

（二）进行咳嗽训练

控制呼吸道感染，尽量减少分泌物。长期卧床病人应鼓励尽量下床活动，并适当予以呼吸锻炼，以便改善呼吸功能储备。

（三）改善全身状况

对长期营养不良、体质虚弱且进食困难者，应行静脉营养疗法。

（四）控制呼吸道感染

如慢性支气管炎、肺脓肿、肺结核、支气管扩张等病人，应根据痰液培养或药敏试验合理应用抗生素，以防止感染，改善通气与换气功能。

（五）术前吸氧疗法

氧疗对术前缺氧病人十分有利，术前可通过热导管或面罩吸氧（早晚各2小时）。

三、麻醉前用药

一般病人应按常规用药，对心肺功能减退、年老体弱、气管或支气管严重狭窄等病人，应慎用或不用吗啡、哌替啶等药物。哮喘病人禁用吗啡。湿肺与呼吸道分泌物较多者应用抗胆碱药需斟酌，以避免增加痰液黏稠度而不利于排出。心动过速及发热病人应避免使用阿托品。

第三节　胸腔手术特点与麻醉管理

开胸手术创伤大，对病人的刺激强烈，甚至波及心脏、大血管、肺门、纵隔内神经丛，从而易导致心率、血压急剧变化，甚至心律失常及心搏骤停。加之开胸本身病理生理变化与单肺通气所致影响，因而开胸手术具有其特殊性。

一、手术特点

临床胸科疾病无论来自肺脏还是食管，或是纵隔，一旦胸腔开放，手术医师则要求肺脏充分萎陷，以利于扩大操作视野，但萎陷的肺脏则处于很少通气或停止通气状态。因此，病人需靠单肺通气来维持全身的需要，而在单肺通气期间诸多因素均能引起机体氧合不良而导致缺氧或低氧血症，这就需要麻醉医师除实施麻醉外，还必须做好呼吸管理。原因如下：

1. 部分胸科手术病人术前往往已存在呼吸或循环方面的并发症，以及其他脏器功能的不良或异常，故病人心肺功能储备较差，加之开胸所致的病理生理改变与创伤刺激，其呼吸、循环功能可进一步下降，这就需要麻醉医师予以调整和处理，使之提高耐受麻醉与手术的能力，防止或避免发生呼吸与循环衰竭。

2. 胸腔手术操作有时对心脏大血管的压迫与牵拉可能引起回心血量与心排血量的降低，或导致神经反射而诱发严重心律失常，这些负面手术影响也都需要麻醉医师及时处理。

二、麻醉方法

由于开胸手术对机体影响显著，故采用气管内插管全身麻醉是安全保障基础，由于生理解剖结构与手术操作特点所致，其麻醉方法主要为全麻或胸段硬膜外阻滞复合全麻，后者优点在于术中减少全麻药用量，术后保留硬膜外导管作镇痛治疗。

（一）基本全麻方法（普通气管内插管）

所谓基本全麻方法是指普通气管内插管全麻，即选择全凭静脉全麻或静-吸复合全麻，但插入气管内的是普通气管导管，其主要缺点在于不能有效地实施肺隔离技术，因而不能造良好的手术操作条件。但该方法能持续双肺通气，对缺氧或低氧血症病人却十分有利。此外，对安置双腔支气管导管有困难者，或对肺隔离技术不熟练的麻醉医师可选择该方法。

（二）全麻肺隔离技术（双腔支气管导管插管）

现今临床上实施的肺隔离技术大都采取全麻双腔支气管导管插管，其主要目的是扩大手术视野，创造操作条件，至于安置左侧还是右侧双腔支气管内插管，一般与病变侧肺相反。由于安置左侧双腔支气管内插管容易，也可作为常规安置方法，但实施全肺切除者，当切断左支气管时应提前将双腔支气管内插管后退，防止双腔管前端被同时切断或与支气管管壁一起缝合。

（三）全麻复合硬膜外阻滞

全麻复合硬膜外阻滞用于开胸手术，其突出优点是互补，即全麻可消除病人术中焦虑、恐惧与不适感，硬膜外阻滞则可减少全麻用药量，加快术后苏醒，并且实施硬膜外神经镇痛，在一定程度上降低了病人的痛苦，减少了术后并发症的发生。

三、呼吸管理

由于开胸手术病人大都实施肺隔离技术（单肺通气），术中很容易因氧合不佳而引起缺氧或低氧血症，故其呼吸管理应纳入重点。

（一）肺隔离技术易出现的问题

1. 双腔支气管导管插管位置的改变　通常仰卧位安置双腔支气管导管插入到位，改侧卧位后可能出现双肺隔离欠佳而通不畅。

2. 双肺隔离不良　侧卧位开胸手术（患侧）出血易流入健侧肺内，血性分泌物可引起健侧肺小支气管阻塞。

3. 肺内分泌物　切割后的残体易阻塞患侧肺段组织，使局部肺组织不张等。上述现象均能导致缺氧或低氧血症，故术中应常规监测SpO_2、$P_{et}CO_2$、气道压，必要时做动脉血气分析，防止低氧症和二氧化碳蓄积。

（二）维持通气功能

机械通气时可预先设好潮气量、呼吸频率和吸入氧流量。

1. 插入双腔支气管导管后，病人由仰卧位改侧卧位，容易使双腔支气管导管位置出现移动，引起某一肺叶或整个单肺通气障碍。因此，体位改变后务必重新听诊（纤维支气管镜检查更佳），以决定是否予以调整。

2. 采用普通单腔气管内插管行双肺通气时，开胸后手术医师易将患侧肺脏部分压缩，患侧肺脏通气不足往往持续至术毕，麻醉医师应定时膨胀肺，防止长时间肺压缩导致的术后部分肺组织不张。

3. 双腔支气管导管插管行单肺通气，虽能预防单腔气管内插管的许多相关缺点，但诸多因素仍能引起低氧血症，务必引起注意。

4. 实施肺隔离技术期间，术中若出现SpO_2下降，$P_{et}CO_2$上升，应首先将单肺通气改为双肺通气，然后再查找原因，采取对症处理。

（三）单肺通气管理

由于单肺通气容易发生缺氧或低氧血症，可采用以下措施以减少低氧血症的发生：

1. 应用双腔支气管内插管应尽量缩短单肺通气时间，患侧肺应间断给予膨胀，以减少术后肺不张的发生。此外，单侧肺通气期间潮气量应适当减少，而增加分钟呼吸频率，以满足机体每分通气量，避免通气不足与呼吸道压力增高，减少V／Q比的失衡。

2. 提高吸入气氧浓度，甚至吸入纯氧可提高通气侧肺动脉血氧分压，使肺血管扩张，肺血流增加，不仅可降低V／Q失调，还有利于更多地接受非通气侧肺因缺氧性肺血管收缩而转移至健侧肺的血流。

3. 对萎陷肺（患侧肺）还可采用细吸氧管（如改良的吸痰管）通过阻断侧双腔支气管导管持续供氧的方法来增加功能残气量，对提高动脉氧合有一定帮助。

4. 当行肺切除时应提示手术医师尽快结扎肺动脉，以减少肺内分流。

5. 充分的肌肉松弛作用可使健侧肺与胸壁顺应性增大，防止通气时健侧肺内压、呼吸道压过高而减少其肺血流。

6. 术中间断听诊健侧肺呼吸音，若出现通气不畅，湿啰音，可能有分泌物、血液或组织碎屑阻塞，应及时给予吸引清除。

7. 避免使用影响缺氧性肺血管收缩的血管活性药。

（四）维持足够的麻醉深度

适宜的麻醉深度是保证呼吸、循环功能稳定，防止麻醉并发症的关键。以往认为开胸手术麻醉应浅麻醉、过度通气，即应用血管活性药维持血压。现已证明浅麻醉可引起强烈的应激反应，导致血浆儿茶酚胺、炎症介质浓度升高，不利于循环功能的稳定。

第四节　肺及肺叶切除手术的麻醉管理

目前肺恶性肿瘤主要治疗手段为外科手术，临床上常见的开胸手术以肺叶切除居多，其次为肺段或全肺切除，无论肺脏切除大或小，均影响病人术后的呼吸功能，只是程度轻重不同而已，但都应加以重视，尤其是合并心血管疾病者。

一、主要病理生理及临床表现

肺癌大多起源于支气管黏膜上皮，右肺多于左肺，上叶多于下叶。临床表现与肿瘤的生长部位、大小、有无压迫、转移及个体敏感度等情况有密切关系。一般表现为咳嗽、咳血、胸痛等，严重者呼吸困难。

通常肺叶切除术后对呼吸、循环功能影响较小，全肺切除术则不同，因一侧肺组织全部切除后，剩余肺换气面积只有原先的1／2，但肺血流量可能增加一倍，因此，V／Q比值明显下降，严重影响肺血的氧含量。此外，患侧胸腔内空洞无物，纵隔与健侧可同时向患侧显著移位，从而干扰心、肺功能。

二、麻醉管理要点

1. 肺叶或全肺切除大都在全麻下进行，以气管内或支气管内插管实施人工或机制呼吸较为安全，为提供手术操作条件，一般应用肺隔离技术较多。

2. 临床通常所用的静脉全麻药均可用于该手术麻醉诱导，如硫喷妥钠、丙泊酚与咪达唑仑等，并与麻醉性镇痛药芬太尼，以及肌松药搭配，麻醉维持采用全凭静脉全麻或静-吸复合全麻均可。

3. 开胸手术期间，切皮、剔除肋骨、剖开胸腔与肺门探察刺激最为强烈，麻醉需要加深，尤其肺门探查刺激，更不宜麻醉过浅，以免引起血流动力学剧烈波动，甚至诱发心律失常。

4. 胸腔手术务必完备监测手段，包括持续性ECG、SpO_2、$P_{et}CO_2$及血压监测，必要时行血气分析。

5. 术毕应在病人自主呼吸完全恢复且潮气量达到机体生理需要，意识基本清醒，肌肉松弛作用完全消失，心血管系统稳定时，方可考虑拔除气管内插管，但拔管前还应吸净呼吸道内血性分泌物，拔管后仍需观察10～15分钟，如无异常再护送麻醉恢复室。

6. 近些年来临床常开展肺减容术。由于肺气肿可导致机体出现低氧和高碳酸血症，病人呼吸短浅，耗功增加，生活质量下降。肺减容术是主要针对肺气肿病人肺组织缺乏弹性、收缩功能减退而实施的一种手术，临床麻醉需要关注的是：

（1）可选择全麻复合硬膜外阻滞，以减少全麻用药量和麻药对术后呼吸功能的抑制，并能实施术后镇痛。

（2）术中过多的正压通气可使肺部漏气显著，应调整适宜的通气量，避免气道峰压 > 25cmH$_2$O，并调节吸／呼比例来延长呼气时间，以利于病人耐受较长时间的单肺通气，防止低氧血症与高碳酸血症。

（3）停止单肺通气并同时进行患侧肺复胀期间，务必使肺复胀过程缓慢、轻柔。

（4）肺减容手术失血少，应根据情况限制液体输入量。

（5）该手术病人肺功能往往较差，术毕拔管后应继续面罩给氧辅助通气，以保障适宜的气体交换。术后应护送麻醉恢复室或ICU继续观察，以防不测。

三、实施麻醉注意事项

1. 如左肺患病须行全肺切除，若置入左侧双腔支气管导管，应在切除全肺前将双腔支气管导管退至气管内，防止或避免缝扎支气管断端时一起将双腔支气管导管前端缝合，造成术后拔除双腔支气管导管困难，或强行拔除可能导致缝合口断面出血，甚至其他并发症。

2. 需全肺切除病人，全肺切除后输血、输液应适宜控制，在中心静脉压（central venous pressure，CVP）监测下进行更为稳妥。

第五节　食管肿瘤切除术的麻醉管理

食管肿瘤病人老年人居多，由于吞咽困难与疾病消耗，体质往往较差，加之胸段食管开胸手术对呼吸功能的干扰，病人对麻醉与手术的耐受力明显下降，故临床麻醉应全方位考虑。

一、主要病理生理及临床表现

食管癌是常见的恶性肿瘤之一，鳞状细胞癌较多，腺癌次之，多发生于食管中段。病人一般年龄较大、营养欠佳、心肺功能储备差，由于较长时间的饮食困难，可导致机体营养不良，贫血，水、电解质紊乱，低蛋白血症等。择期手术病人可先调整全身情况，然后再决定麻醉与手术时间。

二、麻醉管理要点

食管肿瘤根治术的麻醉诱导与维持同其他胸腔手术，通常采用全麻，或实施硬膜外阻滞与全麻联合。此外，为方便手术操作，也常选择双腔支气管导管插管。由于左侧存在主动脉弓干扰，临床上常采用右侧开胸，并且置入左侧双腔支气管导管行单肺通气。术中管理与其他胸腔手术大致相同。

三、麻醉与术中注意事项

1. 手术分离食管时可因心脏受压或迷走神经兴奋致使血压下降，心动过缓、心律失常，甚至心脏停搏，应高度重视，出现此情况应暂停手术并对症处理。

2. 分离周围黏膜时可能引起对侧胸膜破损，不及时察觉可致对侧张力性气胸，术中出现持续SpO_2下降，必要时提醒手术医师应当排出气体后再予以修补。

3. 手术切口范围大者应注意失血量，及时输血、补液。

4. 食管手术病人术后拔管也有反流与误吸可能，故应严格掌握拔管指征，病人完全清醒，吞咽反射恢复正常，以及满意的术后镇痛，均可减少该并发症的发生。

第六节　纵隔肿瘤切除术的麻醉管理

纵隔位于两侧胸膜腔之间，纵隔前邻胸骨，后靠胸椎，左右为胸膜。纵隔内包含心脏重要大血管、气管、食管、胸腺等。

临床上纵隔肿瘤切除术的麻醉一般与其他胸腔手术大致相同，但更重要的是应重视肿瘤的大小、性质与是否压迫气管、支气管，故麻醉前评估务必关注肿瘤与呼吸功能及循环系统的关系，以便合理选择麻醉方法与麻醉用药。

一、主要病理生理及临床表现

纵隔常见肿瘤有神经源性肿瘤、畸胎瘤与皮样囊肿、胸腺瘤及纵隔囊肿等。较大肿瘤可刺激胸膜而出现胸痛、胸闷、咳嗽，也可因压迫周围器官而引起其他症状。如肿瘤压迫气管、支气管，病人可伴有不同程度的咳嗽与呼吸困难，当变动体位时偶有呼吸困难加重等。若伴有肌无力常为胸腺瘤。

二、麻醉管理要点

术前访视病人与麻醉评估重点应放在呼吸功能及循环系统。

1. 术前病人若存在被动体位，且呼吸功能受到影响者，其安全方法仍以选择呼吸道充分表面麻醉，保持自主呼吸，清醒气管内插管为妥。

2. 若纵隔肿瘤较小，性质无特殊，且并非影响呼吸功能者，可常规全麻诱导，至于全麻维持用药一般无特殊要求。

3. 肿瘤压迫心脏或大血管时，往往心排血量减少，术中维持循环系统稳定是麻醉的重要内容。

4. 胸腺瘤合并重症肌无力病人的麻醉常较复杂，本节不予阐述。

三、麻醉与术中注意事项

由于纵隔肿瘤所处的位置及性质，实施麻醉管理应全面考虑。

1. 若肿瘤位置与心脏、大血管关系密切，术中分离肿瘤时常因刺激或压迫大血管及心脏，反射性引起血流动力学剧烈波动、心律失常，须严密观察，及时对症处理。

2. 如肿瘤与肌无力相关，使用肌松药应慎重。

3. 当肿瘤存在压迫气管，气管内插管深度应越过其受压与狭窄部位方安全。

4. 若肿瘤侵蚀支气管，估计肿瘤切除后可能造成支气管阻塞或支气管缺损，则以安置双腔支气管导管为佳，实施单肺通气以解决术中无法控制有效通气的问题。

第七节　支气管及肺灌洗手术的麻醉管理

支气管及肺灌洗是指将温度适宜的等渗生理盐水经人工呼吸道（双腔支气管导管插管）灌至肺内，以便冲洗出小支气管或末梢支气管内沉积的蛋白质、粉尘、脓液等有害物质。支气管及肺灌洗术则必须在全身麻醉、呼吸管理条件下方可进行。

一、主要病理生理及临床表现

患有肺泡蛋白沉着症、尘肺等疾病，会致使肺通气与肺换气功能受到严重影响，肺顺应性下降，病人常有明显的缺氧症状，同时其心肺功能代偿也较差。肺功能监测常表现为轻度限制性通气功能障碍及肺弥散障碍，动脉血气分析可呈 PaO_2 与动脉血氧饱和度（SaO_2）降低。

二、麻醉管理要点

1. 该手术操作属无创性，刺激轻微，同时病人术前多伴有缺氧，乃至心肺储备不足，故术前一般不需用药，但可根据情况应用抗胆碱药。

2. 该手术采用全凭静脉全麻，并实施肺隔离技术，以防止双肺贯通，灌洗液流至对侧肺内。麻醉诱导力求平稳，且充分供氧，至于麻醉用药一般无特殊要求。由于该手术刺激性较低，术中不必麻醉过深，但要求肌肉松弛。

3. 根据病人体重、身高，尽量采用相匹配的双腔支气管导管，以选择左侧双腔支气管内插管为佳，因为左侧支气管安置到位率高，双肺容易隔离完善，必要时可借助纤维支气管镜在直视下定位。

4. 术中尽量维持平衡通气，并保障循环稳定及必须具备心电监测，心电监测是术中监测重要内容。

三、实施麻醉注意事项

1. 术中出现呼吸道压力明显升高、肺顺应性显著降低，而非灌洗侧肺内出现水泡音，且SpO_2伴随同步下降，$P_{et}CO_2$上升，可提示灌洗液流入对侧肺，应立即改换病人体位，以利于液体排除，或彻底予以吸引，然后增大潮气量促进肺膨胀，缺氧改善后再调整双腔支气管导管位置，以便封闭完善继续手术。

2. 计算灌洗液量与引流量差值，且结合病人全身情况是否酌情给予利尿药。

3. 若术中灌洗液渗漏严重，且经引流、吸引、套囊充气、调整双腔支气管导管插管位置等处理后，机体氧合仍未改善者，应终止灌洗，并同时更换双肺通气，甚至更换普通气管导管通气，或给予呼气末正压通气（positive end-expir-atory pressure ventilation，PEEP）通气支持。

4. 术毕待病人清醒，SpO_2维持正常，肺顺应性达到术前水平，生命体征无异常，则可考虑拔除双腔支气管导管，但还需护送至麻醉恢复室面罩吸氧观察或直接护送重症监护室（intensive care unit，ICU）。

第八节　肺大泡手术的麻醉管理

病人患有肺大泡，大多需手术治疗才可痊愈或明显好转，但其病生理病理特点往往与麻醉中呼吸管理与正压通气密切相关，因而呼吸道的通气问题则显得尤为重要。

一、主要病理生理特点与临床表现

肺大泡是指肺组织有形结构受到破坏，形成区域肺组织内充满气体、而无功能的囊泡，呈单发或多发性存在，致使相邻肺组织受压、萎陷、功能丧失。肺大泡破裂者则发生张力性气胸，直接影响呼吸与循环功能。通常严重病人常因肺功能储备不足，甚至呼吸困难而丧失劳动力。

二、临床麻醉管理要点

1. 了解病情特点及肺大泡严重程度，以选择适宜的通气方式，保障麻醉诱导与维持平稳

2. 病人入手术室后面罩给纯氧吸入，以供机体氧储备，缓解麻醉负面影响。

3. 术前已出现肺大泡破裂而发生气胸者，麻醉前必须先行胸膜腔闭式引流。

4. 该手术选择全麻双腔支气管导管插管通气，建立肺隔离技术，以创造有利的手术条件。

5. 全麻诱导力求平稳，面罩加压通气应减少潮气量，避免过度通气所致肺大泡内

压增高而破裂。

6. 麻醉维持采用全凭静脉全麻或静一吸复合全麻均可，但术中机械通气应小潮气量、分钟频率略增加即可。

7. 高频通气技术用于肺大泡病人有一定优点。

三、实施麻醉注意事项

1. 全身麻醉期间，无论面罩辅助呼吸，还是气管内插管后机械控制通气，其压力不宜过高，潮气量不能过大，尤其双肺同患肺大泡者，避免张力性气胸发生。

2. 若麻醉前已出现不明显张力性气胸，一般主张保留自主呼吸浅静脉全麻与呼吸道表面麻醉相结合，消除咽喉反射后再建立人工呼吸道（双腔支气管导管插管），但同时密切监测呼吸功能。

3. 由于氧化亚氮有扩大闭合腔体容量的作用，肺大泡手术病人的麻醉不宜使用该药。

4. 手术结束前，应经双腔支气管导管将局麻药（如1%丁卡因2mL或2%利多卡因4mL）喷入或滴入气管内，防止术毕拔出双腔支气管导管时引起刺激性呛咳，以避免残余的肺大泡破裂出血，以及意外性颈、胸部皮下气肿。

第五章　骨科手术的麻醉

骨科手术治疗的目的主要是解除病痛，恢复或改善相关运动器官的功能，以及功能重建，预防或矫正由先天或后天因素造成的运动器官的畸形，其手术范围大致包括四肢、骨关节、脊柱、神经与肌肉等部位。随着对运动器官功能研究的进展与手术技能及器械的改进，其手术范围不断扩大，操作技巧也越来越精细，故对麻醉的要求也越来越高。通常骨科手术的麻醉方法选择椎管内麻醉与部位神经阻滞居多，但较复杂的手术，以及出血严重的手术仍以气管内插管全身麻醉为主，如创伤休克紧急处理，自体输血、急性等容性血液稀释、红细胞回收技术等，这些技术对保障病人的安全极为重要。

第一节　术前病情与麻醉评估

骨科病人年龄段分布广，小至婴幼儿，上到百岁老人。手术病人个体情况差异较大，如一般性骨折与择期矫形手术病人，全身状况大多较好，麻醉与手术耐受力亦较强。而脊椎、髋关节，以及骶骨病变者多为长期卧床，尤其伴有合并症者，对麻醉的耐受力相对较差，风险亦较高。

一、体位要求

1. 骨科体位摆放较多，常有仰卧位、侧卧位与俯卧位，无论取何种体位，均应摆放自然、稳妥，垫铺平整、柔软，以防止凸压伤。对于手术操作部位高于心脏水平，则有发生空气栓塞的可能，如手术野有较大静脉或静脉丛开放而未能及时发现、处理，则可能导致较多的微小气体进入静脉积聚而形成气栓，以致引起肺血管空气栓塞。虽然此现象较为罕见，但围术期中如突发呼吸、循环及中枢神经系统异常时，应首先考虑可能发生空气栓塞。

2. 俯卧体位往往胸廓及腹部受压较重，可引起通气受限。腹部受压显著则腹腔静脉回流受阻，迫使静脉血逆流至脊椎静脉丛，可导致硬膜外静脉充血，易加重脊柱手术术野出血以致增加止血难度。因此，取俯卧体位时应尽量以上半胸廓或胸肩水平与髂骨作支点为宜。俯卧位全身麻醉病人除注意气管内插管的扭曲、过深或脱位外，还应关注辅助控制通气时潮气量不宜过高，以免增加胸腔内压，影响静脉回心血量而引起低血压。另外，还需妥善保护眼睛与生殖器等。

二、麻醉方法

临床上一般根据全身状况、手术部位、体位，以及病变大小和手术难易程度、操作时间长短决定麻醉方法。

1. 四肢手术通常选用臂丛神经阻滞或连续硬膜外阻滞，少数病人或不予配合者则采取全麻。老年病人若脊柱骨质增生、椎间隙钙化者，其硬膜外腔穿刺困难或硬膜外阻滞不全者也可改用全麻。

2. 颈椎与胸椎手术大都在全麻下进行，尤其手术操作复杂与全身状况欠佳者。

3. 颈椎骨折或损伤较重者，其并发症发生率也较高，若选择全麻，预先保持病人清醒状态下摆好自然体位，气管内插管操作应避免病人头部后仰与颈部扭曲，防止病变部位压迫或加重脊髓损伤而引起呼吸肌麻痹，甚至死亡。该手术病人一般采取呼吸道充分表面麻醉，在神志清醒状态下借助纤维支气管镜引导气管内插管，或经鼻腔盲探气管内插管。少数颈椎手术可能导致四肢瘫痪与呼吸功能障碍，如果手术医师选择局部浸润麻醉，麻醉医师也应注意呼吸道管理，保持呼吸道通畅，防止上呼吸道梗阻，避免呼吸功能意外。

4. 脊髓损伤或压迫而致截瘫或神经干损伤造成肌肉麻痹者，全麻诱导禁用琥珀胆碱，引起血钾增高而导致心律失常，甚至心搏骤停。

三、控制术中出血

骨科手术渗出血较多，术野止血较有难度，复杂手术失血量可达5000~6000mL，甚至万余毫升。因此，术前应有充分准备，备好充足的血源。此外，除开放两条静脉通路外，为减少手术出血，可实施控制性低温、低血压。估计存在大量出血者，而非恶性肿瘤病人，还可采用自体血回收技术，以及建立持续动、静脉监测与尿量监测等，以指导输血、补液。

四、其他

1. 长期卧床者常伴有营养不良，水、电解质紊乱，尤其老年病人，其心肺代偿功能减退，对麻醉与手术的耐受力显著降低，故麻醉风险也随之增高。高龄病人一般血液黏度高，且长期卧床可因血液浓缩及血流缓慢而引起下肢静脉或深部静脉血栓形成，故在其活动、搬动或输液期间可能引起血栓脱落，若栓塞肺动脉，可导致致命后果，应予以警惕。

2. 长期服用糖皮质激素病人可引起肾上腺皮质功能降低，术中易出现原因不明的虚脱、休克、苏醒延迟及呼吸抑制延长等，术中应补充皮质激素，以增强机体的应激能力。

3. 脊柱侧弯畸形可致胸廓发育畸形而出现合并限制性肺功能障碍。强直性脊柱炎因椎体间隙与脊肋关节固定，胸廓活动受限，则肺活量降低，两者均使麻醉难度增加。

4. 文献报道骨黏合剂（骨水泥）填充可出现显著的低血压，偶可导致心搏骤停，甚至死亡。临床有两种解释：

（1）甲基丙烯酸酯（骨黏合剂）引起的直接血管扩张和（或）心肌抑制；

（2）空气、脂肪颗粒、骨髓进入静脉导致肺栓塞。

为减少或避免此并发症的发生，可采取措施：

（1）当骨黏合剂反应成团泥阶段再填充。

（2）在所填充区临近骨钻孔排气、排液，避免封闭式填入。

（3）填充骨髓腔时应使接触面干燥无血，并将多余的黏合剂清除。

（4）局部冰水降温。

（5）止血带应逐渐放松。

第二节　上肢及肩部手术的麻醉管理

上肢及肩部手术常见外伤性骨折复位固定、相关神经松解、畸形矫治、断肢（指）再植等，一般选择区域麻醉，特殊者则采用全身麻醉或两者结合。

一、主要病理生理及临床表现

骨折病人均有明显的疼痛及功能障碍，影像学检查则可确诊。神经卡压或损伤病人多有爪形手、肌肉萎缩、手指麻木、运动功能障碍等表现。先天畸形者以多指、并指居多，病人多为小儿。断肢（指）再植者大都为车祸、工伤、灾害伤等意外情况所致，轻者疼痛明显，功能受限或丧失，重者多伴有失血性、创伤性休克等状况。

二、麻醉管理要点

（一）术前准备

1. 骨折、外伤、断肢（指）再植病人多为急症，疼痛和阿片类药物的应用可导致胃排空延迟，急诊手术应视为饱胃病人。合并严重创伤及休克者应在准备麻醉与手术的同时，包括输血、输液与面罩吸氧等，尽可能纠正其生理功能的紊乱，如情况允许应多了解其既往病史。

2. 神经松解、畸形纠正的病人多为择期手术，大多为全身状况较好的健康病人，麻醉前应详细了解病史，是否伴有其他疾病，以及既往麻醉手术史和家族史。术前仍需检测凝血功能，如有凝血功能障碍则应避免使用椎管内神经阻滞。多发关节挛缩须行矫形手术的小儿，应注意有无心血管畸形，如马方（Marfan）综合征常并存心血管病变。

（二）麻醉选择

1. 臂丛神经阻滞操作简便、作用可靠，对生理干扰轻微，故上肢手术一般都在臂丛神经阻滞下圆满完成，只是根据不同手术部位而选择不同的臂丛神经阻滞径路。

2. 肩及上臂的手术则选择肌间沟入路方法，由于其皮肤、组织感觉由C_5、C_6脊神经支配，故单独经肌间沟臂丛神经阻滞大都可满足肩关节手术操作条件，肌间沟法有时阻滞不全，若切口延长至腋窝，可补充皮下局部麻醉药浸润则解决。

3. 前臂、手腕及手指的手术多选择腋窝入路方式（腋路法），因为手部与前臂内侧为$C_7 \sim C_8$和T_1支配。

4. 肘部手术即可采用肌间沟径路，也可选择腋路臂丛神经阻滞。采用腋路臂丛神经阻滞应同时在腋下阻滞$T_1 \sim T_2$支配的肋间臂内侧皮神经，以使麻醉效果更为完善。

5. 锁骨上入路常因气胸发生率高较少使用。

此外，因为有可能出现膈神经及喉返神经被阻滞，应避免同时行双侧肌间沟臂丛神经阻滞。双上肢同时手术的病人应选择全身麻醉或颈胸段硬膜外阻滞，但颈胸段硬膜外穿刺技术与术中管理要求很高，一旦平面扩散过广，很容易出现呼吸、循环抑制，故必须慎用。一般穿刺点选$C_7 \sim T_1$或$T_1 \sim T_2$间隙，局部麻醉药浓度须降低，一般使用1%～1.5%利多卡因、0.25%布比卡因或0.25%罗哌卡因，上述药液先注入2～3mL试验剂量后，无异常情况，再分次注入全量8～12mL。

手腕以下的小手术也可选用周围神经阻滞或局部浸润麻醉，但不适用于需要应用止血带的手术。小儿及不能合作的病人不宜实施臂丛神经阻滞方法，则改用全身麻醉为佳。臂丛神经损伤的病人目前也不主张选用臂丛神经阻滞，大都选择全身麻醉。

局麻药可选择利多卡因与布比卡因等长效局麻药混合液，药物浓度不必太高（1%利多卡因和0.25%布比卡因混合液），而较大容量（40～50mL）更有利于药物在鞘内扩散。

持续臂丛神经阻滞延长了臂丛阻滞的作用时间，为长时间实施上肢手术的开展提供了便利条件。通常持续臂丛神经阻滞多选择腋路法，穿刺针可选择套管针或小儿硬膜外穿刺针，穿刺成功后可留置导管，给予首次剂量后能保障持续或间隔给药从而延长麻醉时间，满足长时间的手术需要。

近年来神经刺激器的使用，使臂丛神经阻滞的选点与定位更加准确，同时也减少了并发症的发生，值得临床推广。

三、麻醉与术中注意事项

（一）臂丛神经阻滞并发症

1. 局麻药毒性反应　主要因局麻药用量过大或误入血管所致，尤其腋路法出现机

69

率较大，因此，注药前及注药期间应不断反复回抽针栓，防止误注入血管内，以便降低其发生率，一旦发生局麻药毒性反应，立即处理。

2. 出血及血肿形成　由于臂丛神经周围血管较丰富，无论何种入路方法均有损伤血管可能。此外，因周围组织疏松，一旦出血可形成较大血肿。如穿刺时回抽有血，应拔出穿刺针，并在局部压迫止血后再改变方向重新穿刺，若选择腋路法也可继续进针，使穿刺针穿过腋动脉，再次回抽无血，即可给药，注射过程中仍须反复回抽，防止局麻药误入血管。

3. 气胸　锁骨上入路常见，肌间沟入路法也时有发生。多因穿刺针方向不当或进针过深穿破胸膜或肺尖，肺内气体进入胸膜腔引起。由于刺破伤口直径小，气胸多进展缓慢，穿刺数小时后病人方出现症状，胸部影像学检查可确诊。如气胸肺压缩<20%可进一步观察，吸氧，待其自然闭合恢复吸收。若气胸肺压缩>20%并有明显症状时，则应及时实施胸膜腔闭式引流术。

4. 膈神经麻痹　可发生于肌间沟与锁骨上入路法，病人可出现胸闷、气短，严重者需吸氧及辅助呼吸。

5. 喉返神经麻痹　常见于肌间沟及锁骨上入路法，病人表现为声嘶，检查可发现患侧声带麻痹，若影响通气时应给予吸氧及辅助呼吸。

6. 霍纳综合征　多见于肌间沟入路法，主要为患侧颈胸神经节（星状神经节）被阻滞所致，表现为在阻滞侧出现眼睑下垂、瞳孔缩小与面部无汗等症状，一般不需特殊处理，可自行恢复。

7. 高位硬膜外阻滞或全脊麻　当肌间沟入路法出现失误，如穿刺针刺入过深，进入硬膜外腔或蛛网膜下腔，注入局麻药所致，病人可较快发生意识丧失，呼吸、心搏停止，一旦发生应立即抢救（如气管内插管、心肺复苏等）。

（二）止血带的使用

1. 四肢手术止血带应用广泛，既显著减少失血，又可提供良好的无血手术野，有利于手术操作。应用止血带必须掌握正确的使用方法及使用时限，避免因使用不当引起的并发症。上肢手术其止血带应放在上肢中、上1/3处，而下肢应尽量靠近腹股沟处。充气压力上肢以高于动脉收缩压50mmHg为宜，下肢则高于100mmHg为妥。充气持续时间上肢一般不应超过1小时，而下肢则不超过1.5小时。手术时间较长者中途可松开10~15分钟后再充气，以免肢体因长时间压迫缺血而发生不可逆损伤。

2. 止血带充气期间，局部组织可缺氧，可产生细胞内酸中毒，充气时间过长，病人可感到远端肢体疼痛不适或烧灼感，有时静脉使用吗啡类镇痛药也无效，但放松止血带后便可缓解，原因可能与细胞内酸中毒及神经受压有关。充气时回心血量增多，可表现为中心静脉压或动脉压轻微增高。放气后肢体得到重新灌注，代谢产物进入血循环，通常会导致中心静脉压和动脉降低，对心血管功能正常的病人来说一般影响不大。但当病人心功能较差时，可能导致血压明显降低，甚至发生心搏骤停的严重后果，必须加以注意。放气时应缓慢降低止血带压力，必要时使用血管活性药。

（三）断肢（指）再植

断肢（指）再植手术的特点是手术需时较长，要求患肢的血管扩张，镇痛必须完全，因大多数病人为急诊，若术前无禁食准备，一般不适宜施行全麻。颈段高位硬膜外可满足此手术要求，但高位椎管穿刺技术要求较高，且对生理功能的影响较大，故危险性也高。单次臂丛神经阻滞作用时间有限，即使选用长效局麻药有时也因作用时间不够而行二次阻滞，甚至多次阻滞，而多次行臂丛神经阻滞操作繁琐，并增加其穿刺成功的难度，且发生并发症的机会相对增多。有报道称可选择连续臂丛阻滞方法，如穿刺后在腋鞘内留置导管，施行持续阻滞。此方法优点是操作相对简便，阻滞效果可靠，不需要特殊设备，术后还可留置镇痛泵镇痛，有利于持续保持吻合血管扩张，促进断肢（指）血循环，利于断肢（指）存活。缺点是穿刺针相对较粗，损伤神经及血管的机会增大。

第三节　下肢及髋关节手术的麻醉管理

下肢、股骨颈及髋关节疾病手术需镇痛完善，肌肉松弛，以满足手术操作需求，而硬膜外阻滞或蛛网膜下腔阻滞均能达到其目的。

一、主要病理生理及临床表现

常见的手术包括骨折及髋关节、膝关节置换，以及肿瘤、糖尿病坏疽等原因导致的截肢术等，以老年人居多，病人多有明显的功能障碍，活动不便或长期卧床，易引起下肢静脉血栓形成，术中及术后发生肺栓塞的概率增加。老年病人常有较多合并症，多年的慢性病史及长期卧床使其心肺功能储备下降，对麻醉和手术的耐受能力降低。恶性肿瘤病人多伴低血容量、贫血和低蛋白血症，全身情况较差。股骨头坏死者多有长时间应用皮质激素史，常导致肾上腺皮质功能受损。患糖尿病者则免疫力降低，容易发生感染，代谢障碍，蛋白质合成减少，不利于术后的恢复。

二、麻醉管理要点

（一）麻醉前准备

老年人患高血压、冠心病、慢性支气管炎等慢性疾病概率较高，术前应详细询问病史，全面体检并评估其心肺等重要脏器功能，尽量调整好病人的全身状况，使之能耐受麻醉和手术。抗高血压药的应用应持续至手术日晨。病态窦房结（病窦）综合征及二度以上房室传导阻滞的病人应安装临时起搏器。6个月以内发生心肌梗死的择期手术病人应推迟手术。严重心律失常、有肺部感染的病人应控制以后再行手术。股骨头坏死的病人多有长期服用皮质激素的病史，激素的长期使用常导致肾上腺皮质功能受损，可造成术中顽固性低血压，苏醒延迟或呼吸抑制延长等表现，术中低血压的原因常因合并失血过多而难以确定，术前应检查其肾上腺皮质功能是否正常，必要时在术前和术中使用皮质激素以提高病人的应激能力。关节置换的病人多有长期卧床史，下肢静脉血栓形成概率高，术中及术后深静脉血栓脱落造成肺栓塞，严重者可造成病人猝死。据美国胸科医师协会报道，骨科大手术后深静脉血栓总发生率：人工髋关节置换术为42%～57%、人工膝关节置换术为41%～85%、髋部骨折手术为46%～60%。肺栓塞总发生率：人工髋关节置换术0.9%～28.0%、人工膝关节置换术为1.5%～10.0%、髋部骨折手术为3.0%～11.0%。围术期抗凝血药的使用有助于减少此种并发症的发生。但抗凝血药对硬膜外阻滞有影响，使用时应权衡其利弊。对于长期服用抗凝血药的病人应避免使用椎管内麻醉。长期卧床的病人心肺功能难以准确评估，加上手术特殊体位及失血量较多，术中发生心血管意外的概率明显增加，加强术中监测十分重要。恶性肿瘤病人多伴低血容量、贫血和低蛋白血症，术前须给予少量输血，补充蛋白、葡萄糖和维生素，纠正电解质和酸碱失衡等。糖尿病病人手术前血糖一般不要求控制到完全正常水平，以免发生低血糖。一般认为择期手术病人术前空腹血糖应控制在8.3mmol／L以下，最高不应超过11mmol／L或餐后血糖不超过14mmol／L，尿糖、尿酮体阴性。术中定时监测血糖，及时调整，避免低血糖反应。

（二）麻醉方式的选择

麻醉方式多选择硬膜外阻滞或全身麻醉。长期卧床的病人肺功能多较差，常可合并肺部感染，实施全麻后可能加重肺部感染，因而实施全麻有一定顾虑。有报道椎管内麻醉有助于减少深静脉血栓和肺栓塞的机会，同时也可避免全麻后的肺部并发症。硬膜外留置导管也有利于术后镇痛。但一般情况较差的老年人常不能耐受手术时间过长和长时间处于侧卧体位。硬膜外阻滞辅助适当的镇静，或者硬膜外阻滞联合浅全麻，在保留硬膜外阻滞优点的同时，可提高手术的安全性和病人的舒适性。

三、麻醉实施中注意事项

（一）围术期血液保护

血液保护的主要内容是术中尽量减少出血、减少输血，必须输血时首先考虑自体输血。具体措施包括严格掌握输血指征、自体血储备、血液稀释、血液回收、控制性降压等。由于量组织的血运丰富，创面渗血较多且难以止血，手术时间愈长出血愈多，术后创面还可能继续渗血，因而术前对此应有充分的准备。预计失血较多的手术，手术开始前应做好深静脉穿刺及有创动脉压监测，开放两条以上静脉通路，手术开始后密切观察手术进程，及时补充丢失的血容量，必要时应用血管活性药维持血压。应用控制性降压、血液回收及血液稀释技术，可以减少有形成分的丢失，降低血制品的使用量，维持胶渗压。自体血液回收常见的并发症为低蛋白血症和凝血功能障碍，主要发生于失血量较大病人，应及时补充血浆及凝血因子，肿瘤、感染部位手术应禁用自体血液回收，防止炎症、肿瘤扩散。关节置换尤其是髋关节置换的病人，术中及术后发生静脉血栓的概率相对较高，加之术中失血量较多，这种病人在手术开始前进行必要的血液稀释可降低或预防血栓的发生率，并减少失血量。但对于贫血、凝血功能不全等病人应避免实施血液稀释。大量输血病人应行血气分析与血生化监测，补充钙离子及纠正酸中毒，调节电解质和酸碱平衡。

（二）止血带的使用

1. 四肢手术止血带应用广泛，既显著减少失血，又可提供良好的无血手术野，有利于手术操作。应用止血带必须掌握正确的使用方法及使用时限，避免因使用不当引起的并发症。上肢手术其止血带应放在上肢中、上1／3处，而下肢应尽量靠近腹股沟处。充气压力上肢以高于动脉收缩压50mmHg为宜，下肢则高于100mmHg为妥。充气持续时间上肢一般不应超过1小时，而下肢则不超过1.5小时。手术时间较长者中途可松开10～15分钟后再充气，以免肢体因长时间压迫缺血而发生不可逆损伤。

2. 止血带充气期间，局部组织可缺氧，可产生细胞内酸中毒，充气时间过长，病人可感到远端肢体疼痛不适或烧灼感，有时静脉使用吗啡类镇痛药也无效，但放松止血带后便可缓解，原因可能与细胞内酸中毒及神经受压有关。充气时回心血量增多，可表现为中心静脉压或动脉压轻微增高。放气后肢体得到重新灌注，代谢产物进入血循环，通常会导致中心静脉压和动脉降低，对心血管功能正常的病人来说一般影响不大。但当病人心功能较差时，可能导致血压明显降低，甚至发生心搏骤停的严重后果，必须加以注意。放气时应缓慢降低止血带压力，必要时使用血管活性药。

（三）骨水泥

临床上常用骨水泥的成分是甲基丙烯酸酯。骨水泥有直接血管扩张作用和心肌抑制作用，进入骨髓腔可引起低血压及心率增快等类过敏反应症状，部分病人可出现心律失常，甚至心搏骤停。同时存在血容量不足的情况时症状更加明显，严重者可出现休克，应及时使用血管收缩药处理。骨水泥植入时髓腔压力升高，可发生空气、脂肪或骨髓进入静脉导致肺栓塞，严重者致术中出现肺不张、肺通气量不足导致低氧血症，还可出现心搏呼吸骤停。使用骨水泥前静脉应用抗过敏药、补足血容量、保证充分氧供，可减少减轻此种症状的发生率和严重程度，在使用骨水泥前后应严密观察病人，出现情况应及时处理。

（四）体位

大多数全髋置换术取侧卧位，对潜在肺功能障碍病人易产生体位性通气／血流比值失调，而引起低氧血症。肩部受压可能影响腋动脉和臂丛神经，股部加压影响股部神经血管，尤其在控制性降压病人容易发生。应在上胸部下边放置适宜的腋垫和谨慎安置腹部的固定架，以避免或减轻对血管和神经的压迫、缺血。

（五）术后镇痛

关节置换尤其是膝关节置换病人术后疼痛明显，可采用硬膜外或股神经、坐骨神经阻滞或鞘内注射吗啡的方法进行术后镇痛。术后镇痛有利于病人早日活动，有利于病人的康复。

第四节　脊柱手术的麻醉管理

临床上常见手术为颈椎病、腰椎间盘突出、椎管狭窄、椎体结核、椎管内肿瘤、脊髓损伤与脊柱畸形等。

一、主要病理生理及临床表现

（一）颈椎病变

中老年人多见，病变有椎管狭窄、颈椎损伤、肿瘤、结核、骨折与脱位等，都有其相对应的病理生理改变，其共性大都有神经压迫症状而引起的功能障碍。通常病人可表现为颈痛、上肢无力或麻木，手部精细运动功能减弱、下肢踩棉花感等。

（二）胸椎病变

主要有胸椎骨折、畸形（如脊柱侧弯等）、肿瘤等，有着脊柱共同的病理生理改变，即感觉、运动障碍。

（三）腰椎病变

1. 腰椎病变　以椎间盘突出多见，中青年居多，其病理改变为椎间盘某一区域的纤维环破裂，髓核变性突出，对脊髓产生压迫症状。

2. 腰椎管狭窄症　多见于老年人，病理改变起始于椎间盘退变，腰椎因椎间盘退变，椎间隙变窄，出现了椎板、椎体、黄韧带等退变，组织肥厚，中央椎管、神经根管椎间孔有效容积减少，出现了腰骶神经根和马尾神经相应的压迫症状和体征。

3. 椎体结核　是骨与关节结核中最常见的一种，腰椎是好发部位，胸椎次之。这与椎体负重大、易于劳损，肌肉附着少和血液供应差有关。

（四）脊髓损伤

脊髓损伤多由脊柱骨折、脱位所致，交通事故、运动及坠落伤、暴力损伤是常见原因，常发生在颈中段和胸腰段部位，青壮年男性多见。完全脊髓损伤后病人呈现松弛性瘫痪，损伤平面以下的感觉、运动及脊髓反射完全丧失，同时伴有血压下降、心动过缓及心电图异常，往往需急诊行骨折手术复位，以解除脊髓压迫，改善和恢复脊髓功能和保持脊柱的稳定。

（五）主要临床表现

1. 脊柱外伤　如骨折多为闭合性，有时可引起血胸、腹膜后血肿等。

2. 脊髓损伤　低位损伤常致截瘫。高位损伤轻者呼吸肌麻痹，呼吸困难，重者导致死亡。

3. 椎管狭窄　一般相应椎体节段出现前屈、后伸、旋转时神经系统症状。

4. 椎间盘突出　病人多表现为腰痛伴单侧或双侧下肢至膝以下的放射痛、麻木感等。

5. 椎体结核　病人可出现病变部位疼痛，食欲不振、消瘦、午后潮热、盗汗等全身症状，椎体破坏塌陷后可形成角状后突畸形。

二、麻醉管理要点

（一）麻醉前准备

1. 由于病人的年龄不同，个体间差异也较大，故麻醉前应详细询问病史，注意合并症的治疗。

2. 强直性脊柱炎、颈椎病、颈椎损伤等病人头颈部活动受限，可导致全麻气管内插管困难，术前访视应仔细评估病人情况并做好应对方案。

3. 长期卧床病人应了解是否存在肺部感染，是否有深静脉血栓等。

4. 对截瘫病人麻醉诱导药应避免使用琥珀胆碱。

5. 椎体及椎管内肿瘤、脊柱侧弯矫正手术可能会大量出血，应考虑采用术前自体血储备、术中血液稀释、控制性降压及红细胞回收等血液保护措施，手术开始前应做好有创动脉压和中心静脉压监测。

（二）麻醉方式的选择

应根据病人自身情况及手术需要选择麻醉方式。

（三）一般认为

1. 颈椎前路手术病人的全身情况较好，且能够合作者，可选择颈丛神经阻滞，在意识清醒、镇静状态下则可完成手术。

2. 颈椎后路手术若俯卧位操作，为便利呼吸管理，以全麻气管内插管控制呼吸为宜。

3. 颈椎骨折、颈髓损伤病人则应在保护好颈椎的情况下，选择呼吸道充分表面麻醉、保持自主呼吸与神志清醒条件下完成气管内插管。

（四）胸椎手术

胸椎手术创伤大、出血多，且大多处于俯卧位，故应采取全麻气管内插管，以利于呼吸管理。需要开胸实施手术操作者，应选择双腔支气管导管插管。

（五）腰椎手术

实施腰椎手术时，若手术时间较短、一般情况较好的病人，可选择硬膜外阻滞。如手术时间较长，且为老年人或肥胖者，以及不能耐受较长时间俯卧位病人，也应选择全身麻醉。

（六）脊柱侧弯矫形手术

脊柱侧弯矫形手术创伤大，手术时间长，选择全身麻醉方安全。

三、麻醉与术中注意事项

（一）颈丛神经阻滞

该麻醉方法主要并发症包括穿刺针误入蛛网膜下腔、局麻药中毒、膈神经阻滞、喉返神经阻滞、霍纳综合征、出血及血肿形成等。由于颈丛神经阻滞位置较高，局麻药一旦误入蛛网膜下腔即可发生严重后果。膈神经、喉返神经阻滞可影响呼吸，故同时行双侧颈深丛神经阻滞属禁忌。颈丛神经阻滞多用于颈椎前路手术，术中神志清醒，此方法需要病人合作。由于颈丛神经阻滞可抑制颈动脉窦及迷走神经的活性，常致交感神经兴奋，可导致血压升高、心率增快等不良反应，高血压病人尤为明显，应列为相对禁忌。辅助药应尽量不用或少用，使病人保持清醒镇静的状态，有利于上呼吸道的通畅及管理。需要提醒的是：避免应用苯二氮䓬类药（咪达唑仑与地西泮），因该类药具有中枢性肌肉松弛作用，可引起舌后坠，容易导致上呼吸道梗阻，致使呼吸管理困难。

（二）气管内插管困难

多见于颈椎疾病、强直性脊柱炎、脊柱外伤、脊柱畸形等病人。主要为病人颈部后仰受限，致使喉镜暴露声门困难，从而易导致气管内插管失败。对术前评估气管内插管困难病人应采用呼吸道表麻，保持意识清醒，经口腔或经鼻腔盲探气管内插管。如借助纤维支气管镜引导插管更佳。此外，可视喉镜的使用可增加插管成功率。在处理插管困难病人时，确保病人的自主呼吸非常重要，目的是防止呼吸道危象。对于颈部活动受限的病人，不能强行搬动颈椎，应在病人颈部安置颈托，以便保护颈椎。

（三）椎管内穿刺困难

脊柱侧弯畸形与骨折造成的体位受限，均有可能导致椎管内穿刺困难，甚至穿刺失败。尤其曾有过脊柱手术史的病人再次进行脊柱手术时，相应部位椎管内麻醉应属禁忌，由于病人的椎管结构已发生改变，除穿刺困难外，其损伤脊髓的危险也同步增加，即使穿刺成功，效果也难以保证，因此，该手术病人应选择全身麻醉为妥。

（四）俯卧体位影响呼吸功能问题

腰椎或胸椎手术操作多采取俯卧体位，俯卧位可使胸廓及肺的顺应性下降，病人通气量明显减少，选择椎管内麻醉时若平面过高还可干扰通气功能，手术时间过长则影响更为显著，伴有呼吸系统疾病者甚至可导致缺氧及二氧化碳蓄积，故手术前应详细评估病人的全身情况及手术持续时间，以便采取相关解决的措施。此外，为减轻该体位所致的不良影响，体位摆放应体现头高足低位，以改善胸廓及肺的顺应性，必要时选择全麻气管内插管。近些年来全身麻醉在骨科手术病人中的应用明显增多。

（五）失血量

椎体及椎管内血运丰富，术中创面渗出血较多，且难以止血，术前应了解手术方法和评估病人血液质与量的状况，并做好充分相关准备。如胸椎肿瘤、脊柱侧弯矫正等手术失血量较多，应提前做好血液保护措施，备好充足血源，保障输液途径通畅，术中连续监测动脉血压、CVP和尿量，以指导输血、输液。

（六）脊髓功能监测

脊髓损伤是脊柱手术严重并发症之一，其发生原因主要为手术过程中脊髓牵拉过度造成的机械性或缺血性损伤，严重者可以造成病人下肢瘫痪。尽管这一并发症的发生率不高，但造成的后果却非常严重。为避免或及时发现术中脊髓损伤，多采用唤醒试验或应用诱发电位监测神经功能的变化，以减少脊髓损伤风险。但这些手段均存在一定局限性。唤醒实验因不需要特殊设备，结果相对可靠。短效静脉全麻药与肌松药有助于唤醒实验的实施，如停止静脉用药，可使病人在较短时间内恢复意识，并能在清醒无躁动的情况下接受指令，做出动作，手术医师可判断是否脊髓受损。但唤醒试验也存在一定局限性，当脊髓损伤未累及与运动功能有关的传导径路时，唤醒试验可能无异常发现。对迟发性神经损伤在术中也不能及时识别。另外，该实验实施过程中存在术中知晓的可能。诱发电位监测技术灵敏度高，操作简便，近年来在脊柱外科手术中的应用日渐增多，包括体感诱发电位（somatosensory evoked potentia，SEP）和运动诱发电位（motion evoked potential，MEP），其中以体感诱发电位最为常用，但其影响因素较多，对脊髓功能进行判定时可能会出现假阴性或假阳性结果。如吸入麻醉药就可降低诱发电位的幅度，严重的低血压和休克也会明显抑制体感诱发电位，使其可靠性受到影响。此外，由于体感诱发电位是基于躯体感觉系统的检测指标，对于脊髓运动功能的反映并不敏感。而运动诱发电位可以对运动通道进行监测，在观察脊髓损伤时较体感诱发电位更为敏感，但需要在硬膜外安置电极，操作较为繁琐，其结果受全麻和肌松药的影响比体感诱发电位大，故有人建议二者联用可提高准确率。

（七）胸椎手术

双腔支气管导管的使用为胸椎手术提供了便利的条件。开胸术、胸腔镜和胸腔外侧入路等手术往往需采用双腔支气管导管插管实施单肺通气。实施该麻醉方法前应详细评估病人的呼吸功能，判断病人是否耐受单肺通气。另外，除手术进行到关键步骤时应减少潮气或暂停呼吸以满足手术要求外，手术过程中尽量减少单肺通气的时间。

（八）脊髓损伤病人

脊髓损伤病人心血管代偿能力明显下降，全麻诱导药应根据病情适当减少，麻醉开始前可适当扩容，以避免诱导后出现低血压。预先给予阿托品可提高交感神经张力，防止心动过缓。脊髓损伤引起的感觉、运动缺失病人甚至可以在无麻醉的状态下接受手术，若实施全身麻醉，诱导后可不必追加麻醉性镇痛药，因无疼痛刺激，术中不能激发心血管反应，此阶段病人血压往往偏低，如全身状况较佳者，不必使用升压药，可适当加快输液速度，继续观察，短时间内血压可逐渐恢复正常。

第六章　产科手术的麻醉

孕产妇手术的麻醉方法与麻醉用药既作用于产妇本身,又通过胎盘屏障作用于胎儿,故产科麻醉虽不复杂,但其风险相对较高。妊娠期间机体生理功能发生了明显变化,实施麻醉则会直接或间接对孕妇和胎儿产生不同程度影响。尤其妊娠期间合并其他疾病,其麻醉风险倍增。因此,麻醉医师必须了解相关的基本知识,熟练临床技能,确保孕妇与胎儿安全。

第一节　剖宫产手术的麻醉管理

近年来临床上剖宫产率显著上升,这与麻醉技术的提高有一定的关系。为提高手术效果与质量,创造良好的操作条件,保障母婴平安,降低术后并发症,是剖宫产麻醉的重要环节,必须全力以赴,认真对待。

一、孕产妇的病理生理特点

(一)脊椎正常生理弯曲的改变

随着子宫的逐渐增大,骨盆的负荷逐渐增加,为了维持妊娠期间体位的平衡,孕产妇的腰椎则向前凸,弯曲代偿性加大。此外,蛛网膜下腔阻滞(脊麻)期间药液易向胸椎方向流动,导致麻醉平面升高。

(二)呼吸功能的变化

妊娠期间孕妇的膈肌随子宫增大其位置上移,胸腔容量缩小,肺脏扩张受限,肺泡通气量也受到明显影响,通常通过胸式呼吸增强而代偿。因此,剖宫产麻醉时应十分注意孕产妇的呼吸管理,严格控制麻醉平面,防止抑制胸式呼吸,并同时保障孕妇充足的氧供。

(三)循环系统的变化

虽孕妇的血容量显著增加,但处于仰卧位时由于增大的子宫压迫下腔静脉,致使回心血量锐减,心排血量骤降,脉率增快,从而导致低血压的发生,出现仰卧位低血压综合征。

（四）消化系统的变化

胃排空时间延长，正常人胃内容物排空时间约为4~6小时，产妇临产后由于子宫收缩和黄体酮的影响，加之精神紧张、疲劳等因素，可使胃内容物排空时间延长。因此，未禁食孕妇实施剖宫产术时不宜选择全麻和椎管内阻滞，即使在禁食4小时以上时也应慎重。

（五）血液流向的改变

静脉压随妊娠时间而增高，下腔静脉受压促使椎管内静脉丛血流增加，硬膜外腔因静脉丛扩张而容积缩小，故通常向椎管内注入较少剂量局麻药即可得到较广泛的阻滞范围。同时硬膜外穿刺时易引起静脉、静脉丛损伤而致出血，甚至置管时易误入血管内。

（六）其他

孕妇如选择蛛网膜下腔阻滞（脊麻），其椎管内的局麻药容易迅速而广泛扩散，有可能发生阻滞平面过高的危险，予以注意。

二、麻醉管理要点

1. 麻醉选择应根据母婴情况、设备条件，以及麻醉医师技术操作熟练程度而定。通常麻醉方法有如下三种：

（1）硬膜外阻滞。

（2）脊麻–硬膜外联合阻滞。

（3）全麻一般只在硬膜外阻滞有禁忌时方采用。

2. 硬膜外阻滞效果满意，其麻醉平面与术中血压容易控制，对母婴安全可靠，故是剖宫产手术的首选麻醉方法。穿刺点大多选择$L_{1~2}$或$L_{2~3}$椎间隙，局麻药一般采用1.5%~2%利多卡因或0.5%~0.75%罗哌卡因。硬膜外阻滞控制麻醉平面不应超过T_4，既能解除宫缩疼痛，又不明显抑制宫缩，其腹壁肌肉也松弛，对胎儿呼吸循环也无影响。

3. 脊麻–硬膜外联合阻滞在产科的应用逐渐增多，由于传统的脊麻现今在临床上应用较少，主要对产妇循环系统影响较大，麻醉平面不易控制，不能任意延长麻醉时间，而且术后头痛发生率较高。单纯脊麻的缺点则是其与硬膜外联合阻滞的优点。

4. 若孕妇合并精神病、腰椎感染、凝血机制障碍，以及其他相关严重并发症时，则应选择全身麻醉。其优点在于：诱导迅速，可立即进行手术，控制通气非常理想。但缺点有：

（1）增加其呕吐、反流与误吸的风险。

（2）存在气管内插管困难或失败风险。

（3）全麻药有造成新生儿呼吸、循环抑制风险。

通常全麻用药可选择丙泊酚1~2mg/kg、琥珀胆碱1~1.5mg/kg，静脉注射快速诱导，麻醉维持则以50%氧化亚氮复合0.5%~1%异氟烷或恩氟烷。

三、实施麻醉注意事项

1. 麻醉期间为防止子宫压迫下腔静脉，应将产妇体位调至左侧倾斜30°，或垫高右髋部同样使其左侧倾斜30°，避免仰卧位低血压综合征的发生（表现为低血压、心动过速、虚脱和晕厥）。

2. 硬膜外阻滞用药剂量应减少1/3，避免麻醉平面过高，同时必须面罩充分供氧，并尽力维持循环稳定。

3. 选择全身麻醉时，麻醉诱导前应先让手术医师备好消毒与铺巾，并立即做好准备，以尽量降低麻醉药通过子宫-胎盘循环进入胎儿体内，取出胎儿前应做好新生儿复苏与相关抢救事项，取出胎儿后若呼吸功能异常必须立即处理。全麻诱导避免过度正压通气，并施行环状软骨压迫以闭锁食管，以防止呕吐。术后待产妇完全清醒后再拔除气管内插管。

4. 若采用脊麻-硬膜外联合阻滞，脊麻后可能发生麻醉平面过高或一过性血压下降，可采用超前扩容的方法，即先快速输入晶体液或胶体液500mL，必要时给予麻黄碱纠正。

第二节　妊娠高血压综合征的麻醉管理

妊高征的发病原因尚不明了，一般临床上可分为五类：①妊娠水肿；②妊娠高血压；③妊娠蛋白尿；④先兆子痫；⑤子痫。其中较为严重的是先兆子痫与子痫。先兆子痫是指在妊娠合并高血压、水肿与蛋白尿的基础上出现了头痛、视物模糊、胸闷及恶心、呕吐等症状。子痫则为在该基础上又发生抽搐。通常处理措施是行剖宫产迅速终止妊娠，目的是预防或控制子痫及其他并发症的发生，降低产妇与胎儿死亡率。

一、主要病理生理及临床特点

妊高征的基本病理生理改变为全身小动脉痉挛，由此导致外周血管阻力增高。此外，血管内皮细胞损伤且血管壁通透性增加，体液与蛋白质渗漏出现以高血压、水肿、蛋白尿为三大主要特征的综合征。其主要特点如下所述：

1. 脑血管痉挛　即脑组织缺血、缺氧而水肿，表现为头痛、头晕、眼花、呕吐及抽搐等症状。长期脑血管痉挛，其血管壁易受损，血液外渗，脑组织可出现点状或片状出血，甚至血管内血栓形成，严重者则发生脑出血。

2. 冠状动脉痉挛　可引起心肌缺血、间质水肿，加之外周血管阻力增高、血液黏度增加、水钠潴留，易导致左心衰竭及肺水肿。

3. 肾血管痉挛　肾血流量必然减少，而肾小球血管壁通透性升高，致使原不能从肾脏滤过的血浆蛋白渗出，故出现蛋白尿。重症病人可引起少尿与肾衰竭。

4. 视网膜小血管痉挛　缺血、水肿出现眼花与视力模糊。

5. 妊高征临床有轻、中、重之分

（1）轻度妊高征：孕前或妊娠20周之前，一般可无高血压、蛋白尿或水肿等，此后出现血压>140/105mmHg，可伴有轻度蛋白尿与水肿

（2）中度妊高征：血压<160/110mmHg，尿蛋白+或24h尿内蛋白量达0.5g，可伴有水肿，无自觉症状，或有轻度头晕。

（3）重度妊高征：血压>160/110mmHg，尿蛋白++至++++，或24小时尿内蛋白量>5g，且伴有自觉症状，如：头痛、眼花、胸闷等。此阶段又可分为先兆子痫与子痫，高血压伴有蛋白尿和水肿者为先兆子痫，先兆子痫如果发生抽搐为子痫。

二、麻醉管理要点

妊高征产妇的麻醉，其难度与风险并存，故麻醉的处理至关重要。麻醉选择原则应以机体相关脏器损害程度与病理生理情况而定。

（一）麻醉前准备

1. 此类产妇术前一般都已限制食盐摄入及液体入量，并已用脱水利尿药，故麻醉前往往存在不同程度脱水、低钠血症与低血容量，麻醉期间应予以纠正。

2. 中、重度妊高征产妇术前常采用大剂量硫酸镁治疗，应注意血清镁离子浓度、膝反射、尿量与呼吸情况，如有异常应查血清镁离子浓度，有中毒表现者应给予钙拮抗药治疗（静脉注射10%葡萄糖酸钙溶液10mL）。

（二）麻醉选择

无论选择何种麻醉，均应力求平稳，降低应激反应，对呼吸、循环功能尽量控制在生理安全范围，血压不应降得过低，控制在140~150/90mmHg适宜，对母婴有利。

1. 硬膜外阻滞　若产妇无血容量不足且凝血功能正常者仍为首选。

2. 脊麻-硬膜外联合阻滞　对于病情较危急者，此法给药后诱导期短、起效迅速、用药量少，且阻滞更为完善，但对于血容量不足者应控制麻醉平面不宜过宽，避免血压骤降。

3. 全身麻醉　可消除产妇紧张、恐惧心理，且诱导迅速，镇痛完善，可防止疼痛与手术刺激所致的产妇抽搐。此外，可利用麻醉药与血管活性药来控制血压。主要适用于硬膜外阻滞禁忌者，以及子痫控制后产妇躁动不安，或合并脑血管病变及凝血功能异常者。

4. 其他　应做好产妇与新生儿窒息的抢救准备。

三、麻醉与术中注意事项

1. 硬膜外阻滞禁忌者（如凝血机制异常或已应用肝素治疗的孕妇等），以保障母体安全为主，胎儿安全为次的情况下，则考虑选择全身麻醉。

2. 重症先兆子痫或子痫产妇，应密切关注麻醉期间容易发生的妊娠高血压急性左心衰竭、肺水肿、电解质紊乱、脑出血、胎盘早剥大出血及弥散性血管内凝血（disseminated intravascular coagulation，DIC）等。

3. 术中出现抽搐发作可采用硫酸镁治疗，但应监测血清镁离子浓度，警惕其浓度过高所致的呼吸功能抑制，甚至心脏停搏，必要时可静脉注射葡萄糖酸钙予以拮抗。

4. 选择全身麻醉者，应尽量应用不易透过胎盘屏障的麻醉相关药物，胎儿娩出前应做好相关抢救准备工作（如面罩供氧辅助呼吸或气管内插管等），以防娩出后不测。

第三节　胎盘早剥的麻醉管理

妊娠20周后或分娩期，在胎儿娩出之前，正常位置的胎盘已开始剥离称胎盘早剥，是严重危害母婴安全的妊娠晚期并发症。临床上胎盘早剥一旦确诊，应立即终止妊娠，重症胎盘早剥须尽快行剖宫产术。

一、主要病理生理及临床特点

胎盘早剥主要病理变化为底蜕膜出血，形成胎盘后血肿，使胎盘与子宫壁附着处剥离。胎盘早剥面积大，出血量多时可发生出血性休克，胎儿可因缺血、缺氧而死亡。此外，胎盘早剥是妊娠期发生凝血功能障碍最常见的原因，尤其是胎儿宫内死亡，很可能发生DIC与凝血功能障碍。DIC可在发病后几小时内，甚至几分钟内发生。失血过多、休克及DIC均严重影响肾血流量，故应警惕急性肾衰竭的发生。

二、麻醉管理要点

及早止血与抗休克，同时选择适宜的麻醉方法，在确保产妇安全的前提下，务必想方设法保障胎儿生存。

（一）麻醉前准备

全面评估病情，依产妇病情轻重与胎儿情况综合考虑作出麻醉选择。

（二）麻醉处理

1. 产妇出血较少，无休克体征，胎儿心率正常者，可选择硬膜外阻滞或脊麻-硬膜外联合阻滞。

2. 一般情况下，失血性休克产妇，尤其母体有活动性出血者，或有明确的凝血功能异常者，以及DIC产妇，全身麻醉应是首选。

三、实施麻醉注意事项

1. 采用硬膜外阻滞者用药量应减少，麻醉管理应面罩持续吸氧，并防止一过性低血压和下腔静脉压迫综合征。

2. 全身麻醉要警惕插管困难情况，急诊剖宫产均应按饱胃病人处理，预防反流与误吸。

3. 防治DIC和预防急性肾衰竭，注意监测凝血功能和肾功能指标。

4. 危重产妇不宜选择椎管内麻醉，因交感神经阻滞与肌肉松弛可引起外周阻力下降，回心血量减少，从而加重休克。

5. 术中仍需预防大出血。

第四节　羊水栓塞及急救处理

羊水栓塞是指在分娩过程中，羊水进入母体血循环后引起的肺栓塞、休克、DIC、肾衰竭或呼吸、循环骤停等一系列严重的综合征。

一、主要病理生理及临床表现

产妇羊水栓塞的轻重与羊水进入母血循环的速度与数量，以及羊水中的有形成分有关。

（一）病理生理

1. 急性呼吸循环衰竭

（1）主要是羊水中有形物质在肺小动脉和肺毛细血管内形成栓塞，引起反射性迷走神经兴奋，致使肺血管痉挛、支气管痉挛、肺动脉高压及肺灌流量显著降低。

（2）肺动脉高压可阻碍右心排血，从而导致右心负荷加重而出现急性右心衰竭和呼吸衰竭。

（3）羊水中的有形物质作为抗原作用于母体，导致过敏性休克。

2. 弥散性血管内凝血（disseminated intravascular coagulation，DIC）　羊水中的促凝物质可激活外源性凝血系统，从而导致DIC。

3. 器官功能障碍　急性呼吸循环衰竭与DIC等病理特点可使母体其他脏器损害，主要为急性肾衰竭及广泛性出血性肝坏死，也可出现脑栓塞、双目失明等。

（二）临床表现

病程大致可分以下三个阶段。

1. 第一阶段，急性呼吸循环衰竭。产程中尤其在破膜后，胎儿娩出前后短时间内产妇突发性寒战、咳嗽、气急、烦躁不安、呕吐等前驱症状，继之发生呼吸困难、发绀、抽搐、昏迷、心动过速、血压骤降，乃至休克、死亡。少数病人可突发肺水肿，出现粉红色泡沫样痰。

2. 第二阶段，DIC。主要为凝血功能障碍。表现为产后出血、血液不凝及全身出血。休克与出血量不符。故遇有产后原因不明的休克伴出血、血液不凝，应考虑羊水栓塞的诊断。

3. 第三阶段，器官功能障碍。主要为肾衰竭，多发生于急性心肺功能衰竭、DIC、休克、肾微血管栓塞、肾缺血，出现少尿、无尿，甚至尿毒症。

以上三阶段基本上可按顺序出现，但并非每位产妇都具有其全部症状。胎儿娩出前发生的羊水栓塞，以肺栓塞、肺动脉高压、心肺衰竭、中枢神经缺氧为主。胎儿娩出后发生的则以出血、凝血功能障碍为主。

二、麻醉管理要点

如剖宫产麻醉过程中，产妇突然发生寒战、呛咳、呼吸困难、口唇发绀及不明原因休克或出血不止、血液不凝等，应考虑发生羊水栓塞，且必须立即、迅速组织有力且有效的抢救。

（一）稳定呼吸、循环功能

纠正呼吸、循环衰竭，若心搏骤停者，立即进行心肺脑复苏。

1. 纠正低氧血症　遇有呼吸困难与发绀者，立即面罩加压给氧。昏迷者迅速气管内插管进行人工呼吸治疗。

2. 缓解肺动脉高压　应用罂粟碱、氨茶碱可直接作用于平滑肌，解除肺血管痉挛，改善肺血流。罂粟碱与阿托品同时应用可阻断迷走神经反射，扩张肺小动脉。罂粟碱首次用量30～90mg加入5%葡萄糖溶液250mL内静脉滴注。阿托品松弛支气管平滑肌。肾上腺素受体阻滞药，如：酚妥拉明5～10mg／次。

3. 防治心力衰竭　使用强心利尿制剂。

（二）抗过敏治疗

产妇一旦出现羊水栓塞前驱症状，应立即静脉注射地塞米松20mg，或静脉缓注氢化可的松200mg与钙剂。

（三）综合治疗

休克补充有效血容量，使用血管活性药，维持电解质与酸碱平衡。

（四）防治DIC

1. DIC高凝期尽早使用肝素，症状发生后10分钟内使用效果理想。用量一般为25～50mg（1mg=125U），每4小时1次，静脉注射。凝血时间在15～30分钟之内，一旦出血停止，病情好转后可逐步停药。禁用于继发纤溶期。

2. 输新鲜血与新鲜冰冻血浆适用于消耗性低凝期。输纤维蛋白原，一般需用6g。如输注凝血酶原复合物，以不少于400单位为宜。

3. 当血小板降至50×10^9/L（5万/mm^3）时，应输血小板，以及冷沉淀物等。

（五）肾衰竭的治疗

少尿期未发生尿毒症前应使用利尿药，如呋塞米、甘露醇，并补充有效循环血量。肾衰竭时如病情允许，可采用透析治疗。

第七章 妇科手术的麻醉

妇科手术以盆腔内器官为对象，操作部位大都在下腹部与盆腔，故麻醉方法主要以椎管内阻滞为主。由于妇科手术并不要求过高的麻醉平面，因而对呼吸、循环功能的影响相对较小，且术后并发症少。但对于盆腔巨大肿瘤或大量腹腔积液病人，椎管内阻滞可能影响呼吸、循环功能，应改选全身麻醉为宜。近年来妇科手术选择全身麻醉的比例逐年增多。

第一节 子宫及附件切除术的麻醉管理

子宫及附件切除术是妇科常规手术之一，操作并非复杂，故麻醉大都采取硬膜外阻滞方法。由于手术病人以中、老年居多，而此年龄段常合并多种疾病，如糖尿病、高血压、冠心病、贫血等，故麻醉前应对病人全身情况作出评估，以利于围麻醉期的平稳过渡。

一、主要病理生理

该类手术病人除与疾病相关病理生理变化外，还可继发贫血、低蛋白血症或电解质紊乱，术前应关注全身情况与麻醉的关系。

二、麻醉管理要点

1. 麻醉方法可采用连续硬膜外阻滞或蛛网膜下腔阻滞（脊麻或称腰麻）与硬膜外联合阻滞，连续硬膜外阻滞可经$L_{1\sim2}$或$L_{2\sim3}$椎间隙穿刺，向头侧置管，手术阻滞平面一般可达$T_8\sim S_4$。特殊情况（如硬膜外阻滞不全或阻滞失败等）或对硬膜外阻滞有禁忌者，可选全身麻醉。

2. 采用硬膜外阻滞需选点准确，穿刺到位，用药合理方能麻醉完善。老年且伴有慢性呼吸系统疾病或心血管疾病者应加强术中监测，防止意外情况出现。贫血病人且术中失血较多者，应及时输血、补液，并用面罩持续给氧。

三、实施麻醉注意事项

1. 若选用脊麻-硬膜外联合阻滞，仍须防范意外性全脊麻。对于年老体弱并伴有心血管疾病者，蛛网膜下间隙用药量应减少，并在用药前先开放静脉通路，适当输液扩容。

2. 为避免手术中的牵拉反应，可用静脉辅助氟-哌合剂（即氟哌利多与哌替啶）或氟-芬合尼（氟哌利多与芬太尼）。

3. 全身麻醉采用全凭静脉全麻或静-吸复合全麻均可，术中保持足够的通气量，以维持正常的 PaO_2 和 $PaCO_2$ 含量。

第二节　巨大卵巢肿瘤的麻醉管理

巨大卵巢肿瘤无论是良性或恶性，均可引起一系列病理生理改变，既给实施麻醉带来难度，又增加麻醉风险，术前除做好麻醉评估外，麻醉方法的选择则显得至关重要。

一、主要病理生理与病情特点

盆腔巨大肿瘤可引起症状如下所述：

1. 膈肌上移，胸腔容积明显缩小，肺脏扩张活动受限，病人通气量受影响，机体长期处于低氧和二氧化碳蓄积状态。

2. 又因肺脏扩张、回缩受限，易引发呼吸道感染和慢性支气管炎。

3. 肿瘤还可压迫下腔静脉、腹主动脉，致使回心血量减少，易引起循环剧烈波动。

4. 巨大肿瘤压迫胃肠道，可致病人营养不良、消瘦虚弱、继发贫血、低蛋白血症和水、电解质紊乱。

二、麻醉管理要点

1. 麻醉方法和药物的选择应根据病人心、肺功能代偿能力全面权衡，凡有呼吸、循环功能代偿不全，而手术切口在脐部以下的中等大小肿瘤，可采用连续硬膜外阻滞，穿刺点可选择 $L_{2\sim3}$ 椎间隙，并向头侧置管，阻滞平面可达 $T_8\sim S_4$，一般可满足手术要求。

2. 对硬膜外阻滞有禁忌或巨大肿瘤使病人难以平卧，以及手术较有难度者，可选用全身麻醉。通常临床所用的静脉全麻药、麻醉性镇痛药，以及吸入性麻醉药和肌松药均可用于该手术，但需根据全身情况及手术特点合理选择，尤其注意对呼吸、循环的抑制。

三、实施麻醉注意事项

1. 麻醉起效后肌肉松弛，可引起肿瘤压迫加重，可能出现仰卧位低血压综合征。

2. 麻醉与手术期间应准确判断心脏前、后负荷的变化，及时调整血容量平衡，既要防止腹内压骤然消失、右心回心血量突然增加，导致前负荷增高而诱发肺水肿，又要防止可能引起的腹主动脉压迫突然解除，后负荷突然降低，而导致的血压骤降。

3. 选用硬膜外阻滞者，由于硬膜外间隙血管丛扩张淤血，硬膜外穿刺、置管应谨防血管损伤，用药量应减少1/3~1/2，以防局麻药中毒。也应注意麻醉平面过高所致的呼吸、循环抑制。

4. 全身麻醉要选择对呼吸、循环抑制较轻的药物，避免呼吸、循环功能异常改变。

5. 术中探查与搬动肿瘤或开放囊内液体等操作过程中，要严密监测病人变化，提示手术医师开放囊内液体速度应缓慢，从腹腔搬出肿瘤后应立即给予腹部加压，防止血流动力学剧烈变化，同时注意有效循环容量的补充。

6. 病情严重者行颈内静脉或锁骨下静脉穿刺置管，实施中心静脉压监测，以指导输血、补液。

第三节　异位妊娠破裂的麻醉管理

异位妊娠破裂是妇科常见急症，由于异位妊娠的部位不同，其临床表现也存在明显差异，尤其输卵管妊娠破裂可导致致命性内出血，麻醉医师应密切关注循环与呼吸功能的变化.

一、主要病理生理与临床表现

异位妊娠破裂的病理生理主要为失血引起相关改变。休克前期通常估计失血量约为400~600mL。如已达轻度休克时，失血量约为800~1000mL；中度休克失血约在1200~1600mL；而重度休克可达2000mL左右。出血严重病人接诊时呈休克面容。

二、麻醉管理要点

部分异位妊娠破裂病人虽出现失血性休克，但仍有可能神志清醒，常影响麻醉医师对病情的判断，一般麻醉选择主要取决于失血程度。

1. 对休克前期或轻度休克病人，可在充分输血、输液基础上，选择硬膜外阻滞，但局麻药用量应减少。

2. 中度或重度休克病人，经综合治疗无好转者，继续输血、补液，并做好循环、呼吸功能监测和抗休克措施，以及酌情选用局麻或全麻气管内插管，但麻醉药量必须控制。如选择硬膜外阻滞或局部麻醉，病人必须面罩纯氧持续吸入。此外，术中根据情况予以对症处理。

三、实施麻醉注意事项

1. 硬膜外阻滞时要小剂量用药，避免阻滞平面过高引起呼吸抑制与血压骤降。

2. 如选择气管内插管全麻，宜选用对心血管抑制较轻的依托咪酯、羟丁酸钠、氯胺酮与琥珀胆碱或维库溴铵复合麻醉。诱导时要严防呕吐、误吸，麻醉中要根据失血量补充全血、羧甲淀粉与平衡液，并纠正代谢性酸中毒，保护肾功能。

第四节　宫腔镜手术的麻醉处理

宫腔镜能直接检查宫腔形态与宫内病变，故许多妇科疾病可行宫腔镜检查与治疗。

一、宫腔镜手术特点

1. 子宫腔充分膨胀、扩大，且清澈无血的视野则是宫腔镜检查的必备条件。

2. 切割器电极产生的高热必须迅速降温，这就需要大量灌注液的冲洗。

3. 若手术时间较长，子宫内膜损伤较重，灌注液则有可能经破损的静脉进入体循环，严重者可增加心肺负担，甚至水中毒、肺水肿及低钠血症，因而麻醉医师务必关注此问题。

二、麻醉管理要点及注意事项

1. 宫腔镜手术疼痛刺激小、操作时间较短，而且病人全身情况大都较好，故通常实施较浅的静脉复合全麻即可。该手术虽可采用蛛网膜下腔阻滞或硬膜外阻滞，但在非气管内插管静脉全麻下进行手术更为理想，可避免椎管内麻醉的有创性操作，因此，上述麻醉方法应根据麻醉医师自身操作熟练程度而选择，无论何种方法，术中必须面罩给氧吸入。

2. 该手术通常选择超短效静脉全麻药丙泊酚与麻醉性镇痛药芬太尼复合诱导，然后以丙泊酚5～7mg／kg持续泵入（微量泵注射）即可（芬太尼总量为0.1～0.2mg）。由于此麻醉需保留自主呼吸，无须气管内插管，因此，必须保障上呼吸道的通畅，且给予面罩供氧持续吸入，监测SpO_2，防止呼吸抑制与不测。

第八章　腹部外科手术的麻醉

腹部外科手术病人大多为消化系统疾病，而消化系统疾病往往不同程度地引起全身营养状况下降和相关脏器功能减退（如消化、吸收、排毒、代谢、免疫、出血等），当病情发展严重，可造成机体水、电解质丢失、紊乱，酸碱平衡失调，凝血功能异常等，若须手术治疗时，致使麻醉的难度与风险增高。因此，麻醉医师必须了解和明确病情的病理生理、全身状况，以及手术特点，以便实施麻醉尽可能理想化，以提高麻醉质量。通常腹部外科的手术多数情况下采取硬膜外阻滞即可满足手术需要与病人镇痛条件；但近些年来，随着麻醉观念的更新，以及手术医师与病人对麻醉质量要求的提高，全身麻醉的比例在逐年上升，无论选择何种麻醉方法，其安全与质量必须放在首位。

第一节　胃肠道手术的麻醉管理

临床上胃肠道疾病手术病人较多，通常麻醉方法选择硬膜外阻滞，或采用全麻，手术创伤大者有时也实施全麻复合硬膜外阻滞。国内基层医院仍以硬膜外阻滞为主，后者大都集中在条件优越的大型医疗单位中，两者各有优、缺点，但后者（全麻）的比例在逐年上升。

一、主要病理生理与临床表现

胃肠器官的主要生理功能是消化与吸收，当胃肠发生疾病时，其功能则下降，从而引起机体细胞内、外液的改变与水、电解质紊乱，以及酸碱失衡。通常病人表现为体重下降、营养不良、免疫功能降低、抵抗应激能力减弱。溃疡或肿瘤病人出血严重者，则可导致呕血、便血，并发贫血、低蛋白血症、营养状况恶化、恶病质等。幽门梗阻病人胃内压力增高，呕吐可致代谢性碱中毒。胃肠损伤急诊手术病人往往易出现失血性休克等。

二、麻醉管理要点

麻醉前根据病人的病理生理改变及伴随疾病的不同，应积极调整相关治疗，以便改善全身状况，增强对手术和麻醉的耐受性，从而提高麻醉手术病人的安全。胃肠道疾病的手术麻醉主要如下：

硬膜外阻滞为腹部手术常用的麻醉方法之一，该法痛觉阻滞完善，腹肌松弛满意，且对呼吸、循环功能，以及肝、肾功能影响小。因交感神经被部分阻滞，肠管松弛，使手术野显露较好。麻醉作用不受手术时间限制，并可用于术后镇痛，故是胃肠道手术较理想的麻醉方法之一。评判硬膜外阻滞的优劣其穿刺选点是关键之一，通常根据手术部位及要求选择穿刺点。

（一）胃、十二指肠手术

一般选择$T_{8\sim9}$或$T_{9\sim10}$椎间隙穿刺，向头侧置管，阻滞平面以$T_4\sim L_1$为宜。为消除内脏牵拉反应，进腹前可适量给予氟芬或杜氟合剂，或单纯哌替啶及东莨菪碱。上腹部手术的阻滞平面不宜超过T_3，否则胸式呼吸被抑制，膈肌代偿性活动增强，直接影响手术操作。此时，如再使用较大剂量镇痛、镇静药，可显著影响呼吸功能而发生缺氧和二氧化碳蓄积，甚至发生意外。因此，麻醉中除应严格控制阻滞平面外，应加强呼吸、循环功能的监测和管理。

（二）结肠手术

左或右半结肠切除术常采用连续硬膜外阻滞，一般选择$T_{11\sim12}$椎间隙穿刺，向头侧置管，阻滞平面控制在$T_6\sim L_2$，进腹探查前先给予适量辅助药，以控制内脏牵拉反应。

（三）直肠癌根治术

该手术操作大都取截石位，经腹-会阴联合切口，若选用连续硬膜外阻滞，宜采用双管法，上点取$T_{12}\sim L_1$椎间隙穿刺，头向置管。下点经$L_3\sim L4$椎间隙穿刺，尾向置管。通常先经低位管给药以阻滞骶神经，再经高位管给药，使阻滞平面达$T_6\sim S_4$，麻醉中适量应用辅助药即可满足手术要求。麻醉与手术期间应注意体位改变对呼吸、循环功能的影响，游离乙状结肠时多需采用头低臀高位，以利于显露盆腔，而此体位可降低胸肺顺应性，应注意呼吸通气情况，并常规面罩吸氧。该手术可能出血较多，要随时计算出血量，并及时给予补偿。

随着麻醉设备条件的改善，全麻在腹部手术的选用日益增加，尤其某些上腹部手术与特殊情况病人：

（1）如全胃切除、腹腔镜手术、右半肝切除术及胸-腹联合切口手术；

（2）高龄、合并心血管疾病、危重疑难及休克病人手术；

（3）当硬膜外阻滞不全或失败，则必须以全麻来替代；

（4）硬膜外阻滞行胃肠手术，牵拉内脏容易发生腹肌紧张、肠管突出腹壁，不但影响手术操作，增加麻醉医师管理难度，还易导致血流动力学剧变和病人痛苦，而选择全麻则无上述缺点。

此外，由于病人情况不同与重要器官损害程度及代偿能力的差异，全麻药物的选择与组合也应因人而异。目前临床常用方法有：静-吸复合全麻与全凭静脉复合全麻，以及硬膜外阻滞与全麻联合等。麻醉诱导方式需根据病人有无饱胃及气管内插管难易程度而定。急症饱胃者（如进食、上消化道出血、肠梗阻等）为防止胃内容物反流与误吸，可先安置胃肠减压管，也可选用清醒表面麻醉插管。有肝功能损害者或3个月内曾用过氟烷麻醉者，应禁用氟烷。

（四）胃、十二指肠手术

上腹部手术选用全麻时，宜选择麻醉诱导快，肌肉松弛良好，清醒迅速的麻醉组合药。肌松药的选择及用药时间应掌握合理时机，需保障进腹探查、深操作、冲洗腹腔及缝合腹膜期间肌肉足够的松弛。并注意药物间的相互协同作用。加强呼吸、循环、尿量、体液等变化和维护水、电解质及酸碱平衡的管理。

（五）结肠手术

选择全麻使用肌松药时，应注意与链霉素、新霉素、卡那霉素或多黏菌素等协同不良反应（如呼吸延迟恢复）。结肠手术前常需多次清洁洗肠，故应注意血容量和血钾的变化。严重低钾血症可导致心律失常，术前数小时应复查血钾，麻醉中需有心电图监测。

三、麻醉与术中注意事项

1. 消化道手术易引起胃肠蠕动异常（如胃肠排空减慢），尤其幽门或肠道梗阻者，应提前胃肠减压，防止麻醉诱导期间呕吐、误吸（呕吐物误吸可导致急性呼吸道梗阻，吸入性肺炎或肺不张等严重后果，甚至死亡）。

2. 食管胃底静脉曲张病人可继发大出血，全麻诱导气管内插管应力求平稳，避免应激反应所致的血压急剧升高、心率增快，防止血管压力增高破裂出血，并做好大量输血的准备。

3. 伴有肝、肾功能损害病人，若选择全麻，应尽可能使用对肝、肾功能影响小的药物。

4. 如存在大量腹水或巨大肿瘤时，当腹膜切开后会引起腹内压骤降，常导致血流动力学异常改变，应予以注意，提前采取应对措施。

第二节　胆道疾病手术的麻醉管理

对于胆道手术病人，在判断、评估胆道感染、黄疸程度与肝功能损害的同时还应密切关注心、肺、肾功能有无变化，尤其应明确是否伴有高血压、冠心病、呼吸系统疾病及糖尿病等，以便采取相应措施，使麻醉平稳过渡，顺利完成手术。

一、主要病理生理及临床表现

左、右肝管及以下胆管发生完全或不完全梗阻后，可致使胆汁排泄不畅，整个胆道系统内压因胆汁淤积而显著增高，称胆道梗阻。胆道疾病往往伴有黄疸升高与肝功能损害，阻塞性黄疸可导致胆盐、胆固醇代谢异常。维生素K吸收障碍致使依赖性凝血因子合成减少，从而引起出、凝血功能异常及凝血酶原时间延长。阻塞性黄疸病人其自主神经功能失调，表现为迷走神经张力增高，易引起心动过缓，麻醉与手术期间更易发生心律失常与低血压。

该疾病临床主要表现：有梗阻性黄疸，合并感染时可表现发热、寒战。消化道症状为恶心、呕吐。胆汁淤积皮肤内致游离胆汁酸增高，可发生皮肤瘙痒。

二、麻醉管理要点

1. 胆道手术仍以全麻气管内插管较为安全与可靠，除无牵拉反应、疼痛外，术中能够充分供氧，便于呼吸、循环管理，尤其适合于高龄、高危，以及合并心肺功能不全或复杂的胆道手术病人。如存在肝功能损害者，避免使用氟烷，少用或慎用对肝脏有损害的药物。

2. 若选择硬膜外阻滞，一般行$T_{8\sim9}$或$T_{9\sim10}$椎间隙穿刺置管，阻滞平面控制在T_4以下。术中为减轻内脏牵拉反应，消除病人紧张心理，可辅助应用麻醉性镇痛药与相关镇静药。也可要求手术医师提前行局部神经丛封闭，以增强麻醉效果。

3. 根据胆道疾病的病理生理特点与手术要求，现临床上常将硬膜外阻滞与全麻联合应用，以便达到优势互补：

（1）可获得良好的镇痛与肌肉松弛效果；

（2）有利于术中呼吸管理或出现突发性意外的处理；

（3）适合于手术时间长且复杂的胆道手术；

（4）显著减少全麻药对肝功能的影响，有利于术后病人较快苏醒；

（5）提供可靠的术后硬膜外镇痛；

（6）减少医疗费用。

三、麻醉与术中注意事项

1. 术中易发生胆-心反射或迷走神经反射所致心动过缓，出现时可采用阿托品处理。

2. 凝血功能异常病人术中可应用维生素K_1，必要时补充新鲜血浆、血小板，需要提示的是：凝血功能异常者硬膜外血肿发生率明显增高，应注意防范，且以采取联合神经阻滞为妥。

3. 伴有肝功能损害病人，应禁用对肝功能有影响的药物，如氟烷等。

4. 黄疸病人术中应保持循环功能稳定，注意血生化监测，避免发生肝肾功能衰竭。

5. 如发生休克，可按感染性休克治疗、处理。

6. 临床上肝肾综合征是梗阻性黄疸病人术后死亡的重要因素，务必引起重视，尤其术前血清胆红素>17μmol/L（10mg/dl）时，手术死亡率与急性肾功能不全的发生率增高，若病人术前血清胆红素>342μmol/L（20mg/dl），则术后很可能发生急性肾衰竭。梗阻性黄疸手术后死亡病人中约50%是死于急性肾衰竭这一并发症。有急性活动性黄疸型肝炎病人，除非是抢救生命而手术，均应在急性黄疸控制后方可考虑择期手术，因在这期间任何外在伤害性刺激都会导致或促使肝功能急剧恶化，即便是局麻下手术，也可能加重肝功能损伤。

第三节　肝脏手术的麻醉管理

肝脏为三大代谢和多种药物代谢、解毒的器官，该手术病人的麻醉应以病理生理特点与手术操作要求为重点。肝功能不良病人，应完善术前准备，积极予以保肝治疗，包括给高蛋白质、高糖与低脂饮食，加强营养，纠正贫血与低蛋白血症等。肝脏肿瘤及肝血管瘤病人的手术一般为肝叶切除，由于肝脏性质的特点，肝组织切除出血较多，务必注意血容量的变化。

一、主要病理生理及临床表现

肿瘤的侵害往往使肝脏功能也受损，常导致肝功能、消化功能及凝血功能等下降，临床主要表现为营养不良等。

二、麻醉管理要点

1. 肝脏手术的麻醉无论采取硬膜外阻滞，还是选择全麻，均应保障其血流动力学平稳。

2. 手术范围大，尤其右侧肝叶手术，应选择气管内插管全麻。现今临床上肝脏手术大多采用全麻，除氟烷外，目前临床上所应用的氧化亚氮、恩氟烷、异氟烷毒性低，对肝功能一般无明显影响。但对术前已存在明显肝功能损害的病人，若血浆蛋白含量低或白、球蛋白比例倒置者，则可能在麻醉后加重肝功能障碍，严重者还可导致急性肝功能衰竭或肝肾综合征。故术前应对各种麻醉药与麻醉方法进行权衡，较早应用凝血药，尽量选用经肝内代谢少的麻醉药和对肝血流影响小的麻醉方法。

3. 肝脏巨大肿瘤切除或肝破裂急诊手术病人，术中失血较多，甚至大量出血，为减少术中出血，往往实施全肝或部分肝门阻断，阻断后则会导致机体有效血容量突然减少，引起低血压，通常在阻断前需及时补充液体，降低肝门阻断造成的干扰，必要时应用升压药。肝门阻断开放后，有可能使过多的液体回流至心脏，致使心脏前负荷过重，可适当利尿。此外，除做好麻醉管理外，应关注输血输液、控制失血，防止低氧血症与肝脏缺血。

4. 肌松药阿曲库铵的代谢不经肝、肾途径，是首选的肌松药。

三、麻醉与术中注意事项

1. 短效巴比妥、吗啡等药物主要在肝脏代谢，肝功能受损病人则应减量或避免使用。

2. 一般认为，临床剂量的咪达唑仑、地西泮、哌替啶作为麻醉用药比较安全，但伴有肝性脑病者应慎用或禁用。

3. 选择硬膜外阻滞病人，术中若收缩压维持≥90～100mmHg，则不会显著影响肝血流；但循环功能差，如门静脉高压食管下段静脉曲张伴有出血性休克病人，应禁用硬膜外阻滞。

4. 吸入全麻药除氧化亚氮外，可能不同程度存在减少肝血流，肝功能不良者斟酌采取吸入全麻药为主，可选择静-吸复合全麻或硬膜外阻滞与气管内插管全麻联合，以便减少吸入麻醉药与经肝脏代谢药物的用量。

5. 若术中需阻断门静脉和肝动脉血流，常温下阻断时间不宜超过20分钟。

第四节 门静脉高压症手术的麻醉管理

门静脉高压症（门静脉压力> 17.6mmHg或24cmH$_2$O）是由于门静脉血流受阻，发生瘀滞而引起门静脉压力增高所致。常见于各种原因所致的肝硬化，其手术适应证主要取决于肝脏损害与食管-胃底静脉曲张的程度，以及上消化道有无出血现象。

一、主要病理生理及临床表现

其主要病理生理改变如下：

（1）肝硬化与肝损害。

（2）高动力型血流动力学改变，如容量负荷及心脏负荷增加，动-静脉血氧分压差降低，肺内动-静脉短路和门-肺静脉间分流。

（3）出凝血功能改变，有出血倾向和凝血功能障碍。原因为纤维蛋白原与因子V缺乏，血小板减少、凝血酶原时间延长、血浆纤溶蛋白活性增强。

（4）低蛋白血症：贫血、腹水，电解质紊乱，钠和水潴留，低钾血症。

（5）脾功能亢进。

（6）氮质血症，少尿，稀释性低钠，代谢性酸中毒和肝肾综合征。

临床主要表现为腹水、脾脏肿大且功能亢进、食管-胃底静脉曲张、上消化道出血等。手术主要目的是治疗和预防食管-胃底静脉曲张破裂大出血。

二、麻醉管理要点

1. 有出血倾向者可给予维生素K等止血药，以纠正出、凝血异常。如系肝细胞合成因子V功能低下所致，麻醉前应输注新鲜血或血浆。凡伴有水、电解质和酸碱平衡紊乱者，麻醉前应逐步纠正。

2. 腹水直接反映肝损害的严重程度，大量腹水还直接影响呼吸、循环和肾功能，应在纠正低蛋白血症的基础上，予以利尿、补钾措施，并限制入水量。存在大量腹水的病人，麻醉前应多次小量排放腹水，忌一次性大量排放。并输用新鲜血或血浆，以防发生休克及低盐综合征或肝昏迷。

3. 原则上全麻与硬膜外阻滞均可，但以前者较佳，尤其对失血性休克病人，既能确保病人术中安静，防止肢体活动，又便于术中呼吸、循环管理，还为手术医师提供良好操作条件。但药物选择应尽量以最少且有效剂量来达到最佳的麻醉效果为原则。

4. 有针对性适量输入新鲜血、血浆及血小板。

三、麻醉与术中注意事项

1. 肝硬化病人的胆碱酯酶活性减弱，使用琥珀胆碱时，其肌松作用可增强，易蓄积，易发生呼吸恢复延迟，不可大量使用。

2. 镇静、镇痛药因肝脏分解、代谢降低而作用时间延长，应用时须减量。

3. 酯类局麻药由血浆胆碱酯酶降解，酰胺类局麻药也都在肝内代谢，由于血浆内胆碱酯酶均来自肝脏，肝硬化病人应用局麻药可致其降解延缓，易于蓄积，故禁忌大剂量使用。

4. 门静脉高压症病人手术期间，其出血量在2000mL以上者并非少见，可采用血液回收与成分输血，适量给予血浆代用品，输血、输液应注意出入平衡，补充细胞外液、纠正代谢性酸中毒、充分供氧及适量补钙。

第五节　急性肢体动脉栓塞的麻醉管理

动脉栓塞是指动脉管腔内血栓形成或进入血管内的异物成为栓子，随着动脉血流进入脑部、内脏和肢体动脉，并嵌顿在动脉腔相应部位内，造成动脉阻塞。当脱落的栓子阻塞下肢动脉，可引起肢体缺血甚至坏死。急性肢体动脉栓塞的病人，经保守治疗无效或病情严重，则需紧急施行取栓手术，甚至需做截肢术，围术期个别病情危重者因心脏不堪重负或麻醉处理不慎易引起不测。

一、急性肢体动脉栓塞病人的临床特征

急性动脉栓塞的病人中，心源性血栓栓了占94%。老年人居多，并伴有严重的心脏病病史（如心房颤动，简称房颤），起病急骤，症状明显，进展迅速。栓塞部位的远端动脉缺血、变性，严重缺血组织可以发生坏死，肌肉及神经功能丧失。栓塞部位的动脉范围越大其全身反应越重。原有心脏病病人，如果心脏功能失代偿，其血流动力学变化明显，心脏负荷增大，可使心力衰竭加重，而出现血压下降、休克、甚至死亡。受累肢体可能发生大面积缺血性坏死，引起严重的代谢障碍，如高血钾、肌红蛋白尿和代谢性酸中毒，最终导致肾衰竭及多器官功能衰竭而死亡。

二、麻醉风险评估

急性动脉栓塞病人的麻醉风险取决于栓塞动脉的部位、时间和是否伴有心血管疾病，以及对全身状况的影响，全身情况越差，麻醉风险越大。合并代谢性酸中毒病人可进一步降低心肌收缩力和周围血管对儿茶酚胺的敏感性，这也是个别病人心肺复苏失败的重要因素之一。尽管手术后取栓动脉再通，但围术期险情未减，甚至发生心室纤颤、循环骤停。严重病人术前必须进行全面准备，方可考虑麻醉与手术。

三、术前准备

老年急性体动脉栓塞的病人，可采用硬膜外阻滞或在局麻下实行手术，术前应尽可能争取时间，对心血管系统进行必要的准备，以增加麻醉手术的耐受性。如存在快速房颤（合并预激综合征的房颤除外），尤其是合并心功能不全者，首选毛花苷C治疗，使心率控制在100次/分钟左右。血压下降可选用多巴胺或多巴酚丁胺，提升血压及增强心肌收缩力。对使用强心、利尿和扩血管治疗不佳的顽固性心力衰竭病人，可选用氨力农或米力农，以加强心肌收缩力，减轻心脏负荷，减低心肌氧耗。病情危重者除对症积极处理外，还应急查电解质和血气分析，及时纠正电解质紊乱或代谢性酸中毒。

四、实施麻醉要点与注意事项

重视并了解心血管疾病的性质及严重程度，以及动脉栓塞对全身的影响，结合病人具体情况，进行必要的术前准备，术中加强监测，妥善处理，是此类病人安全渡过围术期的关键。实施麻醉过程中应注意以下有关事项：

1. 尽管手术不大，但麻醉并无大小，术前应备好急救物品包括心脏除颤仪。

2. 麻醉方法多选用硬膜外阻滞，但对已接受抗凝和溶栓治疗者，应慎防硬膜外腔出血。区域阻滞（腰丛加坐骨神经阻滞）适合于高龄、病情重及硬膜外穿刺有困难者。由于大多数病人其手术创面较小，可在局麻或镇静复合局麻下完成手术。少数病人则实施全麻。

3. 无论采用何种麻醉方法，围术期均应密切观察病情和监测血流动力学变化，异

常者及时予以处理。

4. 术中栓子取出后，阻断的动脉重新开放，可酌情给予适量碳酸氢钠，以避免酸性代谢产物或酸中毒对机体的影响。

5. 围术期易诱发病人血流动力学急剧变化的环节：麻醉诱导期、受累动脉重新开放时、体位急剧变动时，尤其搬动运送病人应倍加小心，有条件者运送途中配有监护仪，一旦发生心脏意外，即刻进行心肺复苏。

第九章 血液疾病的麻醉

血液系统疾病大致有：红细胞疾病，如各种原因引起的贫血、新生儿溶血、红细胞增多症等；白细胞疾病，如白血病、淋巴瘤等；出血性疾病，如血友病、血小板功能异常等。血液疾病病人合并外科疾病需手术治疗者，实施麻醉处理较为复杂。因此，麻醉医师应首先了解血液病的病理生理特点，有针对性地做好麻醉前准备，选择合理的麻醉方法与麻醉用药，以便保障血液疾病手术病人的安全。

第一节　血液疾病基本病理生理特点

凝血功能障碍可导致术中发生异常或意外性出血，严重者常危及生命，只有维持凝血与抗凝血之间的平衡，才能保障正常的血循环，这就需要熟悉人体正常的凝血与抗凝血机制。

一、机体正常的凝血机制

（一）血液凝固

血液凝固是一复杂的生理、生化过程，在组织损伤止血中起着极其重要的作用。人体止血机制一般具备血管壁、血小板与凝血因子三要素。通常当大血管损伤出血则靠机械性压迫止血，而微血管损伤出血一般常自行止血，后者主要通过缩血管反应，使受损处血流变慢、停滞，血小板聚积并黏附损伤部位，形成松软的止血栓，同时血管内凝血形成的纤维蛋白与血小板一起构成牢固的血栓，从而产生止血效应。

（二）凝血过程

凝血过程是一系列凝血因子连锁性酶的反应，最终使可溶性的纤维蛋白原变成稳定、难溶的纤维蛋白，网罗血细胞而形成血凝块。凝血系统由各种凝血因子构成，已获得公认的有12种，除钙离子外，均为蛋白质。目前能解释凝血过程的理论学说认为：

1. 在正常人体内，除了纤维蛋白原、凝血因子Ⅴ、凝血因子Ⅶ等外，多数凝血因子均以酶原的形式存在；

2. 某种凝血因子被激活成为有生物活性的酶后，依一定顺序激活新的无活性凝血因子，形成凝血连锁反应；

3. 凝血因子的依次激活是一个逐级放大的过程；

4. 凝血发生的同时，机体通过生理性抗凝因子、各种负反馈机制及纤维蛋白溶解系统的激活，对凝血过程进行自我控制，从而维持凝血与抗凝血之间的动态平衡。

二、凝血与抗凝血机制异常

（一）病因

1. 血管壁功能异常

（1）遗传性：遗传性出血性毛细血管扩张症等。

（2）获得性：感染（如流行性出血热、败血症等）、免疫因素（如过敏性紫癜等）、生物因素（如蛇毒、蜂毒等）、代谢因素（如维生素C缺乏病、类固醇紫癜等）。

2. 血小板异常　大致有如下因素：

（1）血小板减少：

1）血小板生成减少（如再生障碍性贫血、无巨核细胞性血小板减少性紫癜等）。

2）血小板破坏或消耗过多。

3）血小板分布异常引起的血小板减少（如脾功能亢进等）。

（2）血小板增多症：包括原发性血小板增多症与各种原因引起的继发性血小板增多症。

（3）血小板功能缺陷：

1）遗传性（如巨大血小板综合征等）。

2）获得性（往往是血小板多种功能障碍存在，如尿毒症、骨髓增生异常综合征、药物因素等）。

3. 凝血机制异常

（1）遗传性：如血友病A、血友病B、凝血因子缺乏等。

（2）获得性：如肝脏疾病、维生素K缺乏症或大量输入库血等。

4. 麻醉相关因素

（1）麻醉药可通过干扰凝血过程、扩张末梢血管，升高动脉、静脉压力，致使手术损伤部位出血增加。

（2）体外循环期间输入大量肝素或手术完毕肝素中和不全，同时体外循环中凝血物质破坏、血小板数量降低等，均可造成创面渗血增加。

（二）主要病理生理特点

各类出血性疾病的病理生理表现各异，如贫血对机体代谢及功能的影响，是与血液中红细胞数目减少、血红蛋白浓度降低所致血液携氧能力障碍，从而引起血液性缺氧有关。慢性贫血时，当血红蛋白未低于80g／L时，由于机体的代偿，病人可无明显症状，一旦血红蛋白下降至60g／L以下，机体就会出现显著症状，尤其耐缺氧差。其他血液病病人常伴有贫血、出血或感染等病情，可继发心、脑、肺、肾等重要器官的病理生理变化，故对麻醉方法与麻醉用药的耐受能力显著下降。

第二节　血液疾病与麻醉的关系

伴有血液疾病手术病人多因病情严重需长期卧床和长时间应用皮质激素或接受化疗、放疗等措施，其体质大多非常虚弱，且营养不良与免疫力下降，故抵抗力降低，容易并发各种感染，麻醉与手术中棘手问题主要是异常出血。

一、麻醉处理要点

（一）术前准备

1. 麻醉前病情评估　访视病人应全面了解病史、家族史与实验室检查，尤其有无自发性出血，或轻微损伤后流血不止情况，并通过查体对病人能否耐受麻醉与手术作出评估。

2. 术前全身状况的改善　术前应进行病因治疗与营养支持措施，包括少量输全血或成分输血等。

3. 麻醉前用药　全身情况改善后病人可常规使用术前药，伴脑出血或病情严重者，应避免使用吗啡类镇痛药。易出血病人术前药应静脉注射，防止皮下或肌内注射引起皮下血肿，尤其是血友病病人。

（二）麻醉选择

1. 麻醉方法　对出、凝血功能障碍病人应尽量避免各种有创性操作，确需有创进行者，注射针或穿刺针务必须细，且操作准确无误，避免反复操作导致血肿。椎管内阻滞易引起损伤出血，需慎用或避用。该类病人多选择全身麻醉，但气管内插管期间务必操作轻柔，防止喉镜或气管导管损伤口、咽、喉、气管黏膜，并禁忌鼻腔气管内插管与环甲膜穿刺用药。全身麻醉应用面罩或喉罩通气更适合于出、凝血功能障碍病人。

2. 麻醉用药　临床上所使用的麻醉药大都可应用，无论采用全凭静脉全麻，还是静-吸复合全麻，应尽量选择对呼吸、循环、肝、肾功能影响较小的药物为宜。

二、麻醉与手术期间注意事项

1. 严重贫血病人麻醉期间即使缺氧，口唇也不会出现发绀，故临床上容易被忽视，需引起警惕。

2. 严重贫血病人术中输入浓缩红细胞或全血，不宜仅输入血浆或其代用品，以免血液中血红蛋白更加稀释，加重机体重要脏器进一步缺氧。

3. 血友病病人一般应禁忌手术，麻醉操作也应避用。若病人属病情抢救，气管内插管操作时仍须动作轻柔，避免引起呼吸道黏膜损伤出血造成窒息。

第十章 烧伤与整形手术的麻醉

烧伤是一种常见创伤，其面积大、深度高且伴有休克者死亡率高。烧伤也是一种特殊创伤，除损害皮肤、黏膜、深部组织外，还可导致循环、呼吸及代谢功能紊乱及器官功能障碍，尤其大面积深度烧伤，往往给麻醉处理与生命体征监测造成困难。此外，烧伤病人并非一次手术就能挽救生命或恢复相关功能与改观容貌，后期则需予以整形。因此，麻醉医师应了解烧伤病人的生物学特点、病理生理改变，还应熟悉烧伤后整形病人的相关器官功能与外观障碍，以利于麻醉的实施与麻醉管理。

第一节 烧伤手术的麻醉管理

烧伤无论在平时或战火时期都是较为多见的一种创伤，尤其大面积烧伤伴有休克病人，常合并器官功能障碍与内环境紊乱，致使实施麻醉难度与呼吸管理难度并存，同时围术期风险也明显增加。因此，麻醉前务必对其全身状况作出评估，以保障麻醉顺利与病人安全。

一、主要病理生理改变及临床表现

机体局部与全身的病理生理改变因烧伤面积及损伤组织深度不同而各异。通常临床上以烧伤的严重程度、深度，以及烧伤的范围来划分。

（一）根据临床体征分类

根据临床体征烧伤深度可分为如下三度：

Ⅰ度，皮肤轻度红、肿、热、痛，损伤深度只在表皮。

Ⅱ度，又分浅二度与深二度，前者表现为：皮肤剧痛、水疱形成、水肿明显，损伤深度主要在真皮浅层；后者主要为：皮肤痛觉迟钝、水肿显著，创面干燥后表现为网状栓塞血管，损伤深度已达真皮深层。

Ⅲ度，皮肤感觉消失且呈皮革样、蜡白或焦黄状，炭化树皮状静脉栓塞，损伤深度在全层皮肤，累及皮下组织或更深层。

（二）以烧伤面积严重程度评估分类

轻度，其总面积在9%以下的二度烧伤。

中度，Ⅱ度烧伤总面积在10%～29%之间，或Ⅲ度烧伤面积在10%以下。

重度，Ⅱ度烧伤总面积在30%～49%之间，或Ⅲ度烧伤面积在10%～19%之间。或面积未达到上述百分比，但已有休克、复合伤，如创伤、化学伤与呼吸道吸入性损伤。

特重度，烧伤总面积达50%以上，或Ⅲ度烧伤面积20%以上，及存在着严重并发症者。

（三）烧伤临床分期

体液渗出期，烧伤面积较大者又称休克期。此期体液丧失的速度通常以伤后6～8小时内为高峰，丢失的大部分是血浆，易发生低血容量性休克。表现为低血浆容量、低蛋白血症、低钠血症及代谢性酸中毒等，常伴有急性肾衰竭、肺部并发症（如肺水肿、急性肺功能不全等）、脑水肿与应激性溃疡等。该期应及早予以补液治疗，纠正循环血量不足，改善组织血液灌注与缺血、缺氧。

急性感染期，烧伤面积越大、越深，其感染概率越高、感染程度也越重。

修复期，此期包括创面修复与功能恢复。深度创面愈合后往往产生不同程度的瘢痕增生、挛缩，以及功能障碍等。

二、麻醉管理要点

（一）加强监测

严重烧伤病人创面广泛，常难以进行基本的血压、脉搏及SpO2监测，对此尽可能地利用有限的监测手段对生命体征作出正确判断，必要时建立有创动、静脉压监测，以保障麻醉的实施与病人安全。

（二）维持呼吸道通畅

若头、颈、面部及呼吸道烧伤严重病人，则对麻醉构成威胁，应首先重视呼吸道的通畅与呼吸管理，麻醉仍以气管内插管全麻为安全。

（三）维持一定麻醉深度

切痂取皮等手术因疼痛剧烈，麻醉镇痛要求高，需有足够的麻醉深度。如丙泊酚、芬太尼与肌松药复合，则能达到满意的全身麻醉。

（四）维持机体血容量

大面积烧伤切痂手术，往往出血较多，有时输血难以与出血的速度同步，导致血容量迅速下降，因此，满足血容量问题应提前准备好。

三、麻醉与术中注意事项

1. 去极化肌松药琥珀胆碱可加重高钾血症，严重者导致心律失常，甚至心搏骤停。烧伤病人乙酰胆碱受体分布发生改变，致使钾离子从细胞内释放，从而加重高钾血症。虽然有学者对琥珀胆碱应用各有主张，但从安全角度仍以不用为好，非去极化肌松药种类较多，可根据情况选择。

2. 对于口、咽腔肿胀显著与张口困难病人，即使能插入气管导管，但应考虑术毕拔管后上呼吸道梗阻更加严重问题，因此，必要时早期行气管切开造口插管为宜。

3. 下呼吸道烧伤病人，气管壁黏膜坏死物易脱落而引起小支气管阻塞，致使肺叶或肺段阻塞不张，在气管内插管条件下需及时给予气管内0.5%利多卡因10~20mL灌洗，然后吸引，必要时借助纤维支气管镜清除下呼吸道坏死物。

第二节　整形手术的麻醉管理

整形外科手术涉及范围广泛，凡机体缺损或畸形均需要应用组织移植或填补的方法进行修复或再造。以年龄范围可从新生儿到老年，以躯体部位可从四肢到躯干以及头、颈部，以操作难度，其简单者往往在局麻下即可完成，复杂病人则必须实施全身麻醉。本节主要讨论头、颈、颌面部整形手术的麻醉。

一、主要病情特点及临床表现

由于整形外科手术病人具有多样性，故病理生理改变及临床表现不一，尤以头、颈、颌面部整形手术与麻醉关系极为密切，其主要问题在于头、颈、颌面部与呼吸道临近，维持呼吸道通畅，保障呼吸、循环稳定则是麻醉管理的重点与难点，尤其小儿头颈部先天性畸形和烧伤后张口困难病人。

二、麻醉管理要点

1. 需对头、颈、颌面部整形病人作出麻醉评估，确认是否存在呼吸道难以管理，是属气管内插管困难，还是上呼吸道管理（控制）困难，后者比前者处理更有难度。

2. 头、颈、颌面部整形手术大都需气管内插管全身麻醉，其人工呼吸道的建立，需经口腔插管或经鼻腔插管，甚至气管切开造口插管，上述插管径路的选择取决于病情、手术操作特点及术后上呼吸道可控情况。

3. 小儿颌面部手术其呼吸道管理是麻醉的重要环节，由于手术医师占据整个小儿躯体，致使麻醉医师只能远距离操作，对呼吸道管理极为不利，故气管内插管后应关注导管的扭曲、阻塞及脱管等，防止呼吸道危象。

4. 张口困难病人或颈部瘢痕致使头颅无法后仰者，则需要呼吸道充分表面麻醉，保持自主呼吸，经鼻腔肓探插管或借助纤维支气管镜引导下气管内插管。

5. 整形手术的麻醉用药无特殊，可根据病情、呼吸道通畅情况，以及麻醉医师用药习惯与熟练程度应用。

三、麻醉与术中注意事项

1. 头、颈、颌面部整形术邻近上呼吸道，手术操作与维持呼吸道通畅之间往往存在矛盾，因手术操作部位与特点，其渗出血往往在口咽腔存留，气管内插管气囊封闭不严易进入气管内，需引起注意。

2. 整形手术的麻醉并非都得需要复合肌松药，但全麻诱导气管内插管常需结合应用肌松药，以便使下颌松弛，创造插管条件与降低应激反应。而大面积烧伤病人早期整形手术，若需应用肌松药，应避免使用琥珀胆碱。

3. 口腔颌面部整形手术，术后口咽腔黏膜组织常存在不同程度肿胀、水肿，术毕拔管后病人很易出现急性上呼吸道梗阻，严重者可发生窒息，故应引起警惕。

第十一章 体外循环常见先天性心脏病手术的麻醉

先天性心脏病（先心病）其发病率为7‰~10‰，手术纠正是主要的治疗手段。小儿循环系统发育很快，5岁左右心血管生理及对药物的反应基本类似予成人。不同类型的先心病在实施麻醉中也各有其特点，因此，对先心病病理解剖、病理生理，以及各种麻醉用药对心功能、肺循环、体循环和交感神经系统张力的影响进行全面了解，是管理好先心病手术的麻醉基础。

第一节 总论

患有先天性心脏病者，其心腔内分流与肺血流量的改变是该类病变的主要特点和特有的问题。该类病人往往伴有心脏功能损害，甚至因心脏功能失代偿而合并全身其他脏器、系统的功能障碍。

一、先天性心脏病分类

先心病目前已知有100余种，但临床常见的仅十余种。分类方法多样，根据病人有无发绀，可分为发绀型和非发绀型两大类。通过血流动力学检查，以病理解剖和病理生理特点进行分类，则能为治疗提供重要参考和依据，更适合临床。

（一）无分流型

左右两侧循环之间无异常通道，不产生血液分流。如单纯肺动脉瓣狭窄、原发性主动脉瓣狭窄、原发性肺动脉高压等。

（二）左向右分流

左心压力高于右心压力，动脉血液通过左右循环间的异常通道分流进入静脉血中，如房间隔缺损（atrial septal defect，ASD）、室间隔缺损（ventricular septal defect，VSD）、动脉导管未闭（patent ductus arteriosus，PDA）等。左向右分流一般无发绀，若并发肺动脉高压，左右心两侧压力逐渐接近，最终发展为双向分流或右向左分流，则会出现发绀。

（三）右向左分流

静脉血从右侧心腔的不同部位分流进入动脉血中，故出现发绀，如法洛四联症（tetralogy of fallot，TOF），大动脉转位，肺动脉狭窄或闭锁同时伴有房间隔或室间隔缺损等。

二、麻醉前准备和麻醉前用药

完善的麻醉在于对病人病情的详细了解和掌握，包括病变类型、肺血流、心功能状态与手术前治疗用药等。由于先心病有多种不同类型，即使同一类型病人也各有不同特点，以及年龄、体质差异等，每一病人的麻醉方法及用药种类及剂量，乃至先后顺序均须依据具体情况而定。因此，在麻醉处理上既有共同点，又有不同点，还应根据病人的具体情况，并针对心内分流、血管阻力，药物对心功能的影响及不良反应来权衡利弊。

（一）麻醉前病情评估

手术前应充分了解病人发育状况、病史和临床症状、重要脏器功能与并发症，以及治疗药物的种类、剂量与效果。

1. 发绀型病人常伴红细胞增多症，血液黏度增高，纤维蛋白原降低，血小板减少和功能低下，从而致使凝血功能障碍。

2. 严重的低氧血症或心排血量不足，可引起代谢性酸中毒。

3. 对新生儿和危重患儿则应警惕低血钙和低血糖，使用利尿药者可出现低血钾。

4. 了解发绀出现时间，有无缺氧发作危象，蹲踞或压迫腹动脉能否使缺氧缓解。

5. 充血性先心病患儿有无气促及呼吸困难，出现气促与呼吸困难提示充血性心力衰竭。

6. 发绀型先心病患儿由于长期脑组织慢性缺氧，术前可能存在中枢神经功能异常或智力发育障碍等。

7. 胸部X线与心电图检查可提供有无肺实变、肺不张、胸腔积液或积气，以及是否气管受压、移位等。

8. 通过超声心动图可确诊大多先心病性质、测量血管与心腔大小。心导管造影可提供分流方向、心腔压力、肺循环阻力与体循环阻力。上述症状均应详细了解，以便心中有为实施麻醉提供参考。

（二）术前饮食控制和液体治疗

术前饮食控制应根据年龄差异而有所不同，多数患儿在手术前夜零点开始禁止固体食物，手术前2~3小时可饮糖水。对重度发绀小儿术前应输液，以防止血容量不足、血液浓缩而加重缺氧及血栓形成。

（三）麻醉前用药

可有选择性，并非千篇一律，尤其易合作的大龄小儿与婴儿无须应用镇静药，甚至抗胆碱药也可避免，因现今临床所用全麻诱导药大多无呼吸道刺激作用，不增加分泌物产生；相反，东莨菪碱与阿托品导致的呼吸道黏膜过度干燥只能起负面影响，而且肌内注射抑制迷走神经反射效果往往不佳。此外，镇静药与麻醉性镇痛药作为先心病小儿术前用药，多有不同程度的呼吸抑制，若忽视监测与观察，尤其对存在右向左分流的病儿，可因通气量不足而发生低氧血症，促使肺循环阻力增高，右向左分流量增大，甚至病情恶化。需给予术前药者，应将病儿护送入手术室内，由麻醉医师决定药物种类与应用剂量为宜，因手术室有良好的监护条件及已备好氧气和急救复苏设备，可防范不测。

先心病病人通常麻醉前用药：

（1）阿托品0.01~0.02mg/kg或东莨菪碱0.005~0.01mg/kg肌内注射；

（2）麻醉性镇痛药吗啡0.05~0.15mg/kg肌内注射；

（3）若应用咪达唑仑或氯胺酮最好在手术室内给予。

三、麻醉管理

临床上先心病手术病人多为小儿，实施麻醉期间应注意与成人的区别。

（一）麻醉期间监测

应根据病情确定监测内容和方式。

1. 无创性监测　主要包括心电图、经皮脉搏血氧饱和度（percutaneous arterial oxygen saturation,SpO_2）、呼气末二氧化碳分压（partial pressure of end-tidal carbon dioxide，$P_{et}CO_2$）、温度、尿量等。有条件可进行挥发性麻醉药浓度、食管超声与麻醉深度监测，如脑电双频指数、听觉诱发电位等。心率增快是小儿维持足够心排血量的最主要代偿方式，婴儿心动过速的界限应放宽到160次/分钟以上。尿量是估价血容量、心排血量及体外循环期间器官灌注的重要参数，应保持≥1mL/（kg·h）。

2. 有创动脉压监测　对先心病病人麻醉与手术至关重要，不应省略。直接动脉内测压期间应使用抗凝血药，防止血凝块堵塞测压管道，小儿抗凝液中肝素含量一般是成人的一半，为每毫升生理盐水含素肝素1u。穿刺径路最常选用的是桡动脉，穿刺前需通过Allen试验对手部血循环通畅程度作出评估。体重超过25kg的小儿一般选用20G套管针，幼儿和较小婴儿可选22G套管针，体重不足3kg的婴儿则选用24G套管针。动脉穿刺通常存在的问题如下所述：

（1）婴幼儿血管较细，脉率快，可能穿刺困难，反复穿刺易引起桡动脉痉挛，使穿刺更加艰难。

（2）有研究表明在刚脱离体外循环时，桡动脉压常明显低于中心大动脉或股动脉压，这可能与周围循环尚未完全恢复有关，一般持续1小时或更长时间；也可直接在中心大动脉测压，了解压力梯度。由于股动脉穿刺成功率较高，且可置入较粗的18～20G套管针，在小儿桡动脉触不清或穿刺失败时可选择股动脉。足背动脉表浅，穿刺相对容易，但小儿足背动脉收缩压和脉压较肱动脉与桡动脉压高，主要由于上、下肢体平均动脉压之间具有差别，故应注意此压力特点。

3. 中心静脉压（central venous pressure，CVP）监测　小儿选择途径有颈内静脉、锁骨下静脉、股静脉等。由于股静脉测压不能反映转流期间上腔静脉引流情况及脑部血管压力，故不首选。前两途径穿刺时头颅应处于低位，防止空气进入静脉，尤其ASD或VSD病人，因气体可通过心内缺损进入体循环而栓塞脑、冠状动脉等重要器官。

4. 肺动脉压和左房压监测　中心静脉压仅能反映右心充盈压与容量状态，不能反映左心状态，当有充血性心力衰竭、左室功能差、肺动脉高压及主动脉瓣和二尖瓣病变时，可放置Swan-Ganz导管监测肺动脉楔压，间接反映左心充盈压，但该操作较复杂，且价格昂贵。通常临床上常在手术中直接左房置管测量左房压，可反映血容量、左室功能及房室瓣功能。

5. 其他监测　随着手术和体外循环的进行，还需监测动、静脉血气，激活全血凝血时间（activated blood clotting time，ACT）、血红蛋白及血细胞比容、电解质（尤其是血钾）。新生儿应监测血糖、尿量与体温。

（二）麻醉药的选择

临床上所用的许多药物可改变先心病病人血流→压力→阻力之间的关系，掌握各种麻醉药血流动力学特点，相互配伍，取长补短，则是提高麻醉病人安全的保障。

1. 吸入麻醉药　对心肌有抑制作用，心功能严重受损者应慎用或避免使用。下列几种药物各有优缺点，可根据病情特点考虑。异氟烷在成人常引起心率增快，但儿童多表现为心率减慢，麻醉诱导时还有诱发喉痉挛倾向；恩氟烷舒张支气管作用较强，对哮喘病人有益，但在深麻醉、低碳酸血症时可诱发癫痫发作；七氟烷具有诱导迅速、嗅味好，无呛咳、无屏气反应，心肌抑制轻，对传导系统无影响，不增加对外源性儿茶酚胺敏感性等优点。

2. 静脉麻醉药　咪达唑仑0.1～0.2mg/kg无血管刺激作用，但对先心病病人则能引起低血压；氯胺酮对呼吸系统抑制轻，可松弛支气管平滑肌，只要保持呼吸道通畅，维持足够通气量，对肺血管阻力无明显影响，故氯胺酮诱导适用于发绀型先心病小儿；丙泊酚诱导迅速，但有心肌抑制作用，在心功能差、血压低、血容量不足病人应慎用，且不主张在3岁以下婴幼儿使用；硫喷妥纳3～5mg/kg可用于心功能良好的病人，但注射速度应缓慢，由于该药可使心率加速，并有心肌抑制作用，故近几年临床上已少有应用。

3. 阿片类药　大剂量应用不引起心脏每搏量、肺血管阻力（pulmonary vascular

resistance，PVR）、体循环阻力（systemic circulation resistance，SVR）的明显改变。芬太尼是最为常用的麻醉性镇痛药，而舒芬太尼效能相当于芬太尼的5～10倍，并具有血流动力学稳定，手术后镇痛效果好、时间长等优点，现今临床已逐渐广泛应用。随着心脏快通道麻醉的开展，短效麻醉性镇痛药，如瑞芬太尼应用亦日趋广泛。吗啡虽心血管抑制较轻，但有促组胺释放作用，使外周血管扩张引起血压显著降低，尤其在发绀型先心病病人则会加重缺氧，故应注意。

4. 肌松药　非去极化肌松药维库溴铵0.1～0.2mg／kg无心血管副作用，可用于严重心脏储备受限的病人。泮库溴胺具有心率增快作用，与芬太尼搭配是较理想的选择，首次剂量为日0.1～0.15mg／kg。阿曲库铵对血流动力学几乎无影响，且通过Hofinann消除，故适用于严重心力衰竭，肝、肾功能不全的病人。琥珀胆碱静脉注射在小儿可引起心动过缓，甚至窦性停搏，避免与芬太尼或舒芬太尼同时给药，以防发生严重心动过缓，在给药前可应用适量的阿托品预防。罗库溴铵起效时间与琥珀胆碱相似，0.6～0.9mg／kg单次静脉注射1.5分钟可起效

（三）麻醉诱导

诱导方式主要有吸入、静脉、肌内给药等方式，一般根据病儿年龄、合作程度、手术时间、术前用药、心血管功能状态和对麻醉药预期反应制定诱导方式，国内多以静脉给药诱导。不合作者可肌内注射氯胺酮4～6mg／kg。为防止出现低血压，可静脉给予氯化钙10～15mg／kg。

1. 右向左分流类先心病病人

（1）选择吸入麻醉药诱导，其药物起效减慢，而静脉麻醉药诱导则明显加快；

（2）注意麻醉诱导时外周血管扩张，可使分流增加和心排血量降低，供氧不足则使发绀加重。

2. 左向右分流类先心病病人　静脉麻醉诱导因血液抵达大脑前被分流稀释，麻醉药浓度降低，使诱导速度减慢，而高溶解度吸入麻醉药则使诱导效果加快。

对体重低于15kg小儿，且估计手术后需长期呼吸支持者，最好选择经鼻腔内插管，诱导完成后应静脉注射地塞米松0.2～0.4mg／kg，预防喉部水肿，且有抗炎抗过敏反应作用。

（四）麻醉维持

麻醉维持可用静脉和（或）吸入性全麻药，依据心内直视手术进展的不同阶段进行相应的麻醉处理。

1. 体外循环前　要保证血流动力学平稳。在切皮、锯胸骨、升主动脉和腔静脉插管前应追加适量镇痛、镇静及肌松药，避免刺激性不良反应。游离升主动脉和上下腔静脉时易发生血压下降与心律失常，在切开心包后也易出现异常，这期间随手术进程应严密监测，并及时判断，作出相关处理。在升主动脉插管前5～10分钟应全身肝素化

（3mg／kg或350~400u／kg），使ACT>300秒，转机时ACT应>480秒，转中ACT维持500~800秒，应用抑肽酶者ACT应>750秒。过度抗凝有脑及内脏出血的危险。

2. 体外循环中　循环调控期间主要由灌注医师负责，但麻醉医师与其配合也非常重要。虽然低温可减少麻醉药物用量，但因为预充稀释及体外管道的吸附作用，应追加镇痛、镇静及肌松药。体外循环开始后要观察头面部肤色和中心静脉压，有助于及时发现上腔静脉阻塞；根据温度的变化维持合适的流量和灌注压（40~60mmHg），温血灌注时压力维持在60~80mmHg。在全流量灌注时若压力低于35mmHg，应给去氧肾上腺素；低温时压力可稍低，但必须有尿。若压力高于80mmHg应首先加深麻醉，然后酌情用血管活性药。随温度升高，尿量应逐渐增加，否则应给呋塞米。若手术复杂，转机时间长，血液稀释大，尿量少，应加人工肾超滤。

3. 停机前后调控　随着温度的恢复，并行时间足够，无严重心律失常，pH、电解质、血红蛋白接近正常，对照血压、中心静脉压和左房压，逐渐控制静脉引流，血压、心率满意后可试停机。

4. 停止体外循环后　停机后除维持适当麻醉深度外，应注意维持心率和血压；补充血容量；保持满意尿量；纠正低钾。经动脉还机器余血时，中心静脉压一般维持在5~10mmHg，必要时应用血管活性药如硝酸甘油、酸妥拉明等扩容降压。待机器余血将近输完时，开始给鱼精蛋白，常用剂量与肝素比为1∶1，最大不超过1.5∶1。注意鱼精蛋白可能出现过敏反应，引起血管扩张，心肌抑制，血压下降，肺血管阻力升高，支气管痉挛，应先给2~3mL试验量，以测病人对药物的反应，3~5分钟后再将余量缓慢注入。从主动脉给药可减轻或避免上述反应，严重肺动脉高压病人应选择此途径。

（五）呼吸调节与管理

根据体外循环的建立和终止，呼吸管理分以下几个阶段：

1. 转流前　同一般全麻，根据病人年龄和体重设置呼吸参数。潮气量8~10mL／kg（儿童10~12mL／kg），频率10~12次／min（儿童12~15次／min），维持$P_{et}O_2$ 35~40mmHg。

2. 并行循环阶段　在体外循环开始后，升主动脉阻断前，可将呼吸频率减半，如影响手术操作可短暂或间断呼吸支持。若并行循环时间短者，也可视手术操作特点同步实施变化性呼吸支持。

3. 完全体外循环　从心脏阻断（升主动脉、上下腔静脉阻断），肺动脉无血供应后停止呼吸，为防止长时间肺泡萎陷，应给予0.5~1L／min氧气，维持5~10cmH$_2$O气道压，保持静态肺膨胀或间隔一定时间做一次呼吸。

4. 停机前的并行　在心脏复跳后，上下腔静脉开放，肺动脉血流恢复后开始另一阶段并行，机械通气6~8次／min，待完全停机后改为正常通气，根据血气分析调整呼吸参数。

（六）液体和电解质管理

小儿体内水分含量较多，细胞外水分所占比例较大，而体表面积相对较大，尿较差，脂肪保温作用有限。因此，小儿容量不足引起的问题较容量多所致的问题严重，保持足够的前负荷则是小儿先心病麻醉中血流动力学稳定的前提。

1. 液体管理 液体管理除维持血流动力学平稳外，应至少维持$0.5 \sim 1.0$ mL / （kg·h）的尿量，若液体冲击治疗后仍不能维持适当的尿量，应给予呋塞米$0.25 \sim 1$mg / kg。

（1）体外循环前液体输入种类多根据年龄与具体情况选择：糖类液体仅用于低血糖和年龄<1岁的婴儿，>1岁的幼儿可用乳酸钠林格液。对第三间隙液体丧失和血液丢失的补充，其他年龄段的小儿，均可采用乳酸钠林格液。

（2）输液量在切开心包前可根据动、静脉压维持$10 \sim 20$mL / （kg·h），心脏暴露后以直接观察心脏收缩性和充盈程度，来指导补液速度和入量。主动脉插管时失血相对较多，应维持充足的血容量。主动脉插管后可由体外循环泵直接向主动脉输液，以补充血容量不足。体外循环后液体的补充与体外循环中的处理，以及停机时小儿的各种生理指标密切相关。除补充电解质需使用晶体液外，仍以输血和胶体液为主。拔除主动脉插管后仍可经静脉输注回收的肝素血，每100mL肝素血追加鱼精蛋白$3 \sim 5$mg。

2. 电解质的管理 电解质的补充一般使用以下公式计算：

需要量（mmol）=（需要浓度−实际浓度）×体重（kg）×0.3。纠正低钾时其速度不能超过1mmol / （kg·h），尿量<0.5mL / （kg·h）或出现高钾心电图改变，应停止补钾，并及时处理，一般估计每利尿100mL约排钾2mmol（10%KCl 1.5mL为2mmol），可按每利尿600mL补钾1g。低血钙常见于体外循环中血液稀释，急性碱血症和大量使用含枸橼酸库血者，通常可按$5 \sim 10$mg / kg补充。

（七）微创非体外循环心脏手术的麻醉

自1997年封堵器开始应用临床以来，先心病介入治疗已取得突破性进展。符合条件的房间隔、室间隔缺损，动脉导管未闭病人，则可通过介入方法达到取代外科手术的目的。这同样也使得麻醉管理相对简单，成人或大龄儿童在局部麻醉下即可完成。但介入治疗期间要求病人必须静止，对不能合作者则需实施足够深度的全身麻醉。麻醉需注意的问题如下：

1. 全麻应选择短效药物，便于早期拔除气管内插管。也可以保留自主呼吸全麻，但需保障呼吸道通畅，避免机体缺氧。

2. 心律失常是术中常见并发症，除要求手术医师操作轻柔外，还需严密观察各参数的变化，出现异常及时对症处理。

3. 放置封堵器时会影响血液回流，易出现心排血量降低而致血压突然下降、务必予以防范。

114

4. 术后可能发生出血、伞膜脱落、机械溶血、异位栓塞并发症，要严密观察，及时处理。

第二节　房间隔缺损手术的麻醉管理

房间隔缺损（ASD）为单纯分流型先心病，其分流量大小和方向取决于肺循环阻力（PVR）和体循环阻力（SVR），而ASD大小与病史长短则决定病情的轻重程度。体外循环下直视修补术是常用治疗手段，而麻醉实施则围绕ASD的特点进行，以便使手术经过顺利，其安全也有保障。

一、主要病理生理特点及临床表现

ASD一般分为原发孔缺损和继发孔缺损两种，但具有相同的病理生理改变。正常时在整个心动周期，左房压力均高于右房压力，血液由左向右分流，其分流量多少取决于缺损部位的大小和左、右心房的压力差。由于心房水平左向右分流的存在，流经右心房、右心室和主动脉的血液远较左心多，从而致使右心房右心室和肺动脉相对扩张，而左心房、左心室和主动脉相应较小。如分流量大者，可随着年龄的增长其肺小动脉易发生痉挛，致使肺动脉内膜增生、中层增厚，弹力降低，肺动脉压力则逐渐增加，左向右分流逐渐减少。当右心房压力升高到一定限度时将出现右向左的分流，临床上病人将出现发绀。由于肺动脉高压形成，右心室后负荷增加，右心室和右心房逐渐扩大，最终引起右心衰竭。

病情轻者多发育正常，一般无临床症状，通常查体时发现胸骨左缘第2、3肋间有收缩期杂音，分流量大者生长发育较差，易患肺炎，最多见的心电图表现为不完全性或完全性右束支传导阻滞。

二、实施麻醉要点与注意事项

多数ASD病人心功能相对较好，能适应多种麻醉药，麻醉诱导和维持多无困难，但对ASD较大者或成人ASD，应注意预防左心衰竭。

1. 麻醉应适当提高前负荷，降低后负荷，避免PVR／SVR明显波动，维持血流动力学稳定，适当提高心率。

2. 体外循环心脏复搏后需控制液体入量，防止左房压明显升高，必要时保留左房测压管检测指导输液。

3. ASD修补后可能出现各种心律失常，最常见的是房室传导阻滞，若出现房室传导阻滞则需安装临时起搏器。药物治疗可选择异丙肾上腺素持续泵入，同时使用皮质激素（如地塞米松）及利尿药治疗会有一定效果。

4. 术前缺损较大或成人ASD多存在不同程度的肺动脉高压，心功能显著降低，对麻醉、手术耐受性差，死亡率则高。故麻醉诱导与术中管理更应力求平稳，肌松完全，尤其须避免气管内插管、切皮、劈胸骨等操作刺激强烈时引起的心血管应激反应。还需保证供氧，减少肺动脉压力剧烈波动。

5. 若左心发育差者，ASD修补后易出现心排血量降低，需应用血管扩张药以减少心脏后负荷，同时常用正性肌力药如多巴胺$5 \sim 10 \mu g /$（$kg \cdot min$）持续泵入，以增加心肌收缩力，提高心排血量，降低体循环、肺循环阻力，改善心、肺功能。此外，根据左房压补充血容量。速度过快或过多易造成急性左心衰竭、肺水肿，应予避免。

第三节　室间隔缺损手术的麻醉管理

室间隔缺损（VSD）是最常见的先天性心脏病之一，部分符合条件的病人可选择介入治疗，但对大VSD及合并肺动脉高压者，体外循环下直视修补仍是主要的治疗方法。

一、主要病理生理特点及临床表现

1. VSD病理生理特点　主要表现在两方面：

（1）左、右心室容量负荷增加。

（2）肺血管阻力增大，其程度取决于心内左向右分流量的多少。

其分流量的多少与缺损大小及左、右心室间压力阶差成正比，即缺损小者主要病理改变为分流少，肺血管阻力正常或略偏高，左心室容量负荷增加，以及左心室肥厚；缺损大则分流量多，早期左、右心室容量负荷均明显增加，引起左、右心室肥大，且右心室、肺循环及左心房压力升高，肺静脉回流受阻，肺血明显增多，病儿容易反复发生肺部感染，并影响其发育。继发肺动脉收缩压逐渐升高，可达体循环压力的水平，而肺动脉舒张压也升高，易出现充血性心力衰竭。病情晚期，肺循环阻力等于体循环阻力时，左向右分流变为双向分流，临床出现发绀，即艾森曼格综合征。若进一步发展，双向分流变为右向左分流，肺循环血流量减低，左室容量负荷减少，麻醉与手术风险极大，容易右心衰竭而死亡。在胎儿期肺小动脉的肌层和弹力层在出生后6个月退化不完全，肺血管阻力下降将不显著，肺动脉保持高压，左、右心室压力阶差不大，尽管缺损较大，但分流量不多，故很少出现充血性心力衰竭，但易发展为艾森曼格综合征而失去手术机会，因而手术时机宜早不宜晚。

2. 临床症状　决定于缺损严重程度，小缺损多无症状，体检时可于胸骨左缘第3、4肋间闻及粗糙全收缩期杂音。缺损较大多影响生长发育，易患肺部感染，易导致心力衰竭、胸前可闻及收缩期杂音，触及震颤。合并重度肺动脉高压患者会出现发绀，闻及肺动脉第二心音亢进。

二、实施麻醉要点

VSD病人的麻醉关键是对其病理生理、肺血流及心功能状态的认识。小的限制性分流与大室间隔缺损合并肺动脉高压，其麻醉处理不尽相同。

1. 术前充分控制肺部感染，通过强心、利尿、扩血管等治疗措施，以改善心功能，并间断吸氧。具有反复呼吸道感染病人其术中分泌物可能较多，必要时给予吸引，以保障呼吸道通畅。

2. 诱导前不合作者可肌内注射氯胺酮。麻醉应维持心率、血压平稳，并维持心排血量稳定，避免PVR／SVR之比过大波动。PVR／SVR下降，肺血流增加，应通过增加心排血量来维持体循环血流。若PVR／SVR之比明显增高，则可能出现右向左分流，应加强通气降低PVR，维持并升高SVR，以减少分流。

3. 手术可导致房室传导阻滞，可用异丙肾上腺素0.01～0.05μg／（kg·min）持续输注，必要时安装临时起搏器。发生完全性房室传导阻滞应考虑拆开重新缝合。

4. VSD合并重度肺动脉高压的麻醉病人，其重点是减少肺动脉压波动，维持心血管功能稳定。

三、注意事项

1. 营养发育不良病儿，对麻醉药耐受性差，应注意药物用量。通常选择芬太尼-氯胺酮联合麻醉。

2. 入手术室后应充分供氧，适当过度通气，甚至呼气末正压通气（PEEP），避免低氧血症发生。体外循环期间静态膨肺，并应用膜肺。

3. 应用皮质激素，进行超滤以减轻组织器官水肿，减少炎症介质。

4. 体外循环后从升主动脉注射鱼精蛋白。

5. 在升主动脉开放前5～10分钟给多巴胺3～10μg／（kg·min），硝普钠0.5～1μg／（kg·min），以扩张肺动脉，解除肺动脉痉挛，改善肺循环阻力，减轻心脏前后负荷。

6. 手术后右心衰竭是肺动脉高压病儿常见死亡原因，选择性控制肺血管阻力，降低右心后负荷是治疗关键，应用前列腺素E_1（PGE_1）20～40ng／（kg·min）及一氧化氮（NO）可取得良好效果。

第四节　法洛四联症手术的麻醉管理

法洛四联症（TOF）是复合分流型先心病，主要病变是心脏与大血管解剖异常，导致机体处于不同程度的低氧血症。根治性手术需在中度低温或深低温体外循环麻醉下进行。

一、主要病理生理特点及临床表现

1. TOF　主要是心脏、大血管畸形，包括肺动脉狭窄、室间隔缺损、升主动脉骑跨及右心室肥厚四处病理解剖改变的先天性发绀型心脏病。其主要的病理生理改变在于肺动脉狭窄，全身组织缺氧是病理生理变化的主要基础。出生6个月内经室间隔缺损左向右分流而无明显发绀；幼儿期因右室流出道狭窄继发心肌肥厚并逐渐加重，分流逐渐转为右向左，同时肺循环血流量减少，体循环还原血红蛋白增多，血液黏稠，氧运送障碍；肺动脉狭窄越严重，右心阻力越大，右向左分流量越多，肺循环血流量减少将加重机体缺氧及代谢性酸中毒，最终导致右心衰竭。

2. 临床表现　发绀，其轻重程度和出现症状的早晚与肺动脉狭窄的程度有关。体格发育落后，活动耐力差，有蹲踞现象，缺氧加重可昏厥、抽搐。胸骨左缘第2~4肋间可闻及Ⅱ~Ⅲ级喷射性收缩期杂音，肺动脉瓣第二心音减弱或消失。影像学检查为肺血少、右室大、左室小。此外，常见并发症为脑血栓、脑脓肿及亚急性细菌性心内膜炎。

二、实施麻醉要点与注意事项

采取各种措施减少体外循环（CPB）前的缺氧发作，缺氧严重时应及时给予有效处理。熟知术中血流动力学变化及其处理方法，可降低围术期严重并发症的发生率和死亡率，是手术成功的关键因素。

（一）术前准备

婴幼儿体内含水量相对较多，体液易于丧失，加之术前禁食，易引起脱水、血液浓缩而诱发缺氧发作。故对重症患儿术前禁水不应超过4小时。接台手术应尽量在术前静脉补液。麻醉前用药宜选择吗啡和东莨菪碱，用药后加强监护，吸氧。

（二）麻醉诱导的原则是防止诱导期低血压

由于多数病儿对麻醉药物耐受能力差，如果采用氯胺酮和芬太尼搭配诱导颇有裨益。吸入麻醉药只适合心血管储备功能较好或无明显发绀的病儿。

（三）缺氧发作处理

1. 实施纯氧过度通气，良好的呼吸管理是控制PVR最有效的方法。

2. 胸膝位。

3. 去氧肾上腺素0.5～1μg／kg单次静脉注射或每分钟2～5μg／kg泵入。

4. 应用β受体阻滞药艾司洛尔可舒张漏斗部痉挛，增加肺血流。

5. 尽快建立体外循环。

（四）麻醉诱导后常规纠正代谢性酸中毒

补充碳酸氢钠，5%碳酸氢钠（mL）=1／3体重×BE（碱过剩）值，先补充1／2计算量，查血气后再酌情补充。

（五）术前已存在重度低氧血症时

机体代偿性红细胞增多，当血细胞比容>0.60时，可出现脱水，脑、肾血栓形成，同时影响凝血功能。由于红细胞脆性增高，心肺转流中增加红细胞的破坏率，产生血红蛋白尿，故大龄儿童和成人在肝素化前宜行血液稀释，与放血同步输入晶体液和胶体液，多为放血量的2～3倍；放血量根据血红蛋白浓度，简单计算为Hb为150～200g／L，放血15～20mL／kg。Hb>200g／L，放血2～25mL／kg。放出自体血液保存于室温下，CPB后回输体内。

（六）凝血障碍问题

因病人多有凝血功能异常和血小板功能障碍，体外循环灌注前及体外循环灌注中应用抑肽酶有血液保护作用。体外循环灌注后宜酌情补充血浆、凝血因子或血小板。

（七）畸形矫正后处理原则

支持右心功能，降低肺血管阻力，术后及早利尿和强心。TOF病人CVP不能准确反映容量状态，必要时可测量左心房压力。对低心排血量综合征应根据情况给予多巴胺2～10μg／（kg·min）或多巴酚丁胺5～15μg／（kg·min）。在容量充足的情况下（左房压达到90mmHg以上），如血压上升不明显，说明左心功能不全，需加用肾上腺素支持左心功能，避免容量不足而盲目应用血管活性药的情况。三度房室传导阻滞是法洛四联症根治术后的常见并发症，但绝大多数为一过性，一般经复温、利尿与拔除腔静脉引流管，以及皮质激素治疗后，一般即可恢复窦性心律，无效时可用异丙肾上腺素或安装临时起搏器。

（八）肺部并发症是TOF术后早期死亡的主要原因之一

为防止肺部并发症发生，在体外循环预充时血细胞比容不应低于0.20，胶体渗透压不低于10mmHg，防止肺内渗出。深低温、低流量可减少侧支循环对肺的灌注。降温及复温的温差不应超过10℃，防止灌注不全。转流中持续静态膨肺及间歇正压膨肺，术后呼吸机支持，且维持呼气末正压通气为4～10mmHg为妥，呼吸道分泌物增多者应充分吸痰。

第十二章 非体外循环心血管手术的麻醉

通常情况下患有心血管疾病者实施非心脏手术，其麻醉与手术并发症及死亡率明显高于非心血管疾病者，尤其在非体外循环下。主要因为麻醉与手术可进一步干扰或影响心脏功能及血流动力学，从而加重了心、肺功能负担。因此，麻醉医师必须了解心血管病变的病理生理，结合全身状况做好麻醉前评估，充分完善术前准备，选择适宜的麻醉方法，强化围术期监测与管理，防止并发症与不测。

第一节 缩窄性心包炎手术的麻醉管理

慢性缩窄性心包炎是指心脏被致密、坚实、厚薄不一纤维化的心包所包裹，致使心脏受压，不能正常地舒张，从而产生一系列呼吸、循环系统的病理生理改变。临床麻醉则要求全过程呼吸、循环系统的稳定。

一、主要病理生理与临床表现

慢性缩窄性心包炎多为结核等炎症所致，其主要病理改变及临床表现如下：

1. 急性心包炎后，心包积液逐渐吸收而出现纤维组织增生、心包粘连增厚，其壁层与脏层纤维化融合，致使心脏及大血管根部扩张受限，而心室舒张期充盈减少，心率代偿性增快，心排血量下降，血压偏低。

2. 上、下腔静脉因心包缩窄而回流受阻，静脉压升高，致使血液淤滞在各脏器中，并产生胸、腹腔积液以及下肢水肿等。

3. 胸、腹腔积液可直接影响呼吸运动，并使肺血增多，其通气与换气功能均受干扰，因此，病人往往存在活动性呼吸困难明显。有时由于代偿性每分钟通气量增加，而使呼气末二氧化碳浓度和分压有所降低。

4. 静脉回流受阻引起肝脏阻塞性充血、肿大，致使肝细胞缺氧、萎缩，因而肝功能受损，胸、腹腔积液又丢失大量血浆蛋白，故病人通常有低蛋白血症。

5. 临床表现为消瘦、全身无力、慢性病容、面部浮肿、口唇发绀、腹部膨隆、腹胀、肝脏肿大、下肢压凹性水肿等。查体心音遥远，但无杂音。脉搏细速、血压偏低、脉压小，超声心动图为非特异性改变，可见心包增厚、心室壁活动受限、下腔静脉及肝静脉增宽等征象，心电图存在异常变化等。

二、麻醉管理要点

（一）应充分重视术前病情评估

缩窄性心包炎往往病程较长，且涉及重要内脏器官，往往伴有多脏器功能受损。通常可从口唇发绀程度、脉压大小，胸、腹腔积液多少，是否端坐呼吸和日常活动能力等来评判病人的心肺功能，以评估病人对麻醉与手术的耐受性。

（二）术前尽可能改善全身状况

1. 给予营养支持，纠正低钾血症与低蛋白血症等以改善全身状况。

2. 应用利尿药有利于减少胸、腹腔积液，补充白蛋白可增加血浆胶体渗透压，也有利于减少胸、腹腔积液。

3. 严重胸、腹腔积液病人术前可适当抽水减压，以缓解对呼吸功能的限制。

（三）术前用药应合理

该病人心率往往偏快，麻醉前用药以东莨菪碱为宜。慢性缩窄性心包炎病人房颤发生率比较高，且手术剥离粘连心包时极易发生室性心律失常，除备好血管活性药外，务必准备抗心律失常药。

（四）麻醉诱导和维持

1. 麻醉药的选择应以避免循环抑制为原则。全麻诱导力求平稳，静脉给药时应注意病人循环时间延长的特点，警惕用药相对过量。麻醉可采用麻醉性镇痛药为主的方法，由于氯胺酮可使心率增加，宜小剂量诱导或辅用。此类病人麻醉耐受性差，循环时间延长，务必保持麻醉深浅适度，防止循环抑制（如麻醉过浅病人易呛咳、挣扎、屏气，心脏负荷突然增加，极易引起心律失常，导致心搏骤停。麻醉稍深易引起心血管系统过度抑制，从而造成机体缺氧）。依托咪酯、地西泮、咪达唑仑、芬太尼、吗啡对循环系统干扰轻微，氯胺酮与肌松药泮库溴铵的循环兴奋效应能够预防可能出现的心动过缓或低血压，因而可作为静脉麻醉诱导和维持的常规药物。

2. 全麻诱导期间多数危重病人不能平卧，需在半坐或半卧位下进行气管内插管，此情况下神志清醒，适宜镇静、镇痛与呼吸道充分表面麻醉下插管，但须注意循环的稳定。

3. 该类病人麻醉中易发心动过缓和低血压，使麻醉用药具有一定难度，应提倡少量、慢速、观察给药方法为宜。单纯吸入麻醉很难达到理想的麻醉深度，静-吸复合麻醉可获得较为满意的效果。可选择吸入低浓度异氟烷、地氟烷或七氟烷，同时配合使用对循环抑制轻微的麻醉性镇痛药如芬太尼、舒芬太尼、吗啡等。

4. 术中须行中心静脉压（central venous pressure，CVP）监测 尤其注意上下腔静脉根部缩窄环处心包解压前后的CVP变化，此时CVP监测的主要意义在于对心功能的观察，而并非单纯用于对血容量的评估。其先后数值的对比，较其绝对数值更具有临床意义，以避免肺水肿。当心包剥离CVP可显著下降。

5. 做好呼吸管理 避免缺氧和二氧化碳潴留，最好行血气分析，术毕应待病人意识完全清醒，潮气量>6mL／kg，且循环稳定后方可拔除气管内插管。

6. 术中心力衰竭的预防与处理

（1）术中病人宜采取头部高位，以防止心包大部分切除后静脉回流骤增而引起已萎缩和纤维化的心肌不能适应，从而致心脏急性扩大、衰竭。

（2）强心药与利尿药的使用应及时，在解除下腔静脉部位缩窄心包前15分钟，静脉给予洋地黄类制剂作为预防措施（如毛花苷C 0.2mg静脉推注），对增强心肌收缩力、增加心排血量，防止术后心排血量降低有重要作用。但应注意，此类病人心肌萎缩和纤维变性，对强心药耐受量降低，使用时注意减量。但可以使用利尿药，以减少血容量，降低心脏前负荷。

7. 术后急性肺水肿的预防和处理 缩窄性心包炎病人均伴有不同程度胸、腹腔积液，术前虽经强心、利尿处理，但胸腔积液未必能完全消失，手术完毕易发生急性复张性肺水肿。因此，在剥脱左、右心室心包后，除用强心、利尿药外，可使用山莨菪碱10～20mg，以促使肺微小动、静脉扩张，降低血管内静水压，改善微循环，促进液体回流，有助于预防急性肺水肿的发生。

三、实施麻醉注意事项

1. 麻醉的主要风险在于动脉压下降、心率减慢、心律失常与心肌抑制，尤其麻醉诱导期发生率较高，故无论选择何种麻醉方法，必须维持循环功能不受抑制，并备好相关药物。

2. 硫喷妥钠对心肌抑制作用较强，多不主张使用。吸入麻醉药恩氟烷尽可能不用。

3. 术中应严格控制输液量，一般不必输血，大量失血者以具体情况补充。

4. 麻醉医师应密切观察手术过程，提示手术医师避免过分撑拉胸骨而使心包绷紧或使心脏明显移位、受压而加重循环受阻。胸骨撑开的程度应以不影响手术操作和血压稳定为宜。

5. 手术刺激心脏易致室性心律失常，应严密监测心电图，预防和及时处理心律失常。

6. 严重低蛋白血症病人，如术前未能得到纠正，麻醉期间血液中游离的麻醉浓度会相对增高，麻醉药用量应适当控制。

第二节　动脉导管未闭手术的麻醉管理

动脉导管未闭（patent ductus arteriosus，PDA）是左向右分流的先天性心血管疾病之一。手术目的是结扎或切断封闭动脉导管。近年来，心血管介入技术的进展，使得部分具备该治疗条件的病人，可通过微创介入治疗达到封闭动脉导管的目的。

一、主要病理改变及临床特征

1. 动脉导管连接肺动脉与主动脉。由于主动脉压高于肺动脉压，两者之间存在左向右分流，致使肺循环的血流量明显增多，超过正常肺循环血流量的2~4倍，故引起肺动脉及其分支扩张，肺血增多，引起左心房与左心室的血液同步增多，从而加重左心室负荷，久之左心室增大。若导管较粗，则分流到肺动脉血量更多，引起肺动脉压力逐渐增高。少数病人可导致显著的肺动脉高压而发生右向左分流，表现为口唇发绀及右心室增大。

2. 正常情况下小儿出生后，其动脉导管一年内逐渐闭塞，大部分出生3个月即关闭。该病女性多于男性。未闭的导管可呈管形、窗形和漏斗形，其中管形约占80%以上。动脉导管的长度不一（2~30mm）、直径不等（5~10mm），尤其窗形几乎无长度，而漏斗形肺动脉端较细，而主动脉端较粗。PDA常与其他先天性心脏病（先心病）并存。

3. PDA病人的临床症状也有差异，如轻型者无症状，重者则有乏力、劳累后心悸、气喘、胸闷、咳嗽等，未经治疗的病人晚期可出现重度肺动脉高压、心力衰竭，甚至肺动脉或未闭的动脉导管破裂出血。其最具有特征性的临床体征是心脏杂音，即胸骨左缘第2肋间（个别病儿杂音最响位置可在左第1肋间或第3肋间）可听到响亮连续性机器声样杂音，几乎占据整个收缩期与舒张期，并可触及震颤，向左上胸及背部传导。临床结合影像学、超声心动图，必要时通过心血管造影则可诊断，并明确动脉导管长短、粗细及形状。

二、麻醉管理要点

1. 实施动脉导管未闭病人的麻醉，必须了解其病理生理，明确导管粗细、长短、形状，以及肺动脉压力的高低。在处理、结扎动脉导管时必须采取控制性降压，尤其粗而短的动脉导管（如窗形）应与手术医师商榷，使动脉压控制在理想程度。对肺动脉高压病人，在保证供氧和维持足够麻醉深度前提下，麻醉的重点是减少肺动脉压力波动，维持心血管功能稳定。

2. 该手术选择全凭静脉全麻或静-吸复合全麻均可，一般临床上所使用的麻醉药大都可应用，只是应与降压药合理化搭配，根据病人实际情况使用。至于降压药选择，通常采用三磷腺苷或硝普钠，以及其他相关降压药物。降压药稀释后多以微量泵输注。

三、注意事项

1. 适当增加静脉麻醉诱导用药剂量，防止因部分药物经动脉导管进入肺循环，致使体循环药物浓度相对降低。同时需注意大剂量麻醉诱导药对心肌的抑制作用。

2. 病人体位多采取右侧卧位，手术切口往往较小，其术野狭窄，手术操作在游离、结扎或处理动脉导管时一旦发生出血，后果严重。故麻醉医师务必创造良好的手术条件，在结扎与处理动脉导管期间，使麻醉深度维持适宜的情况下，必须采取控制性降压（如应用三磷腺苷、硝酸甘油及硝普钠等），尤其对于年龄较大、动脉导管粗而短的病人。

3. 手术操作期间，由于心脏、肺脏受压，有时可出现血压下降、心律失常与通气不足，需引起注意，以便及时予以处理。因此，术中各监测设备必须处于良好状态。

4. 由于肺循环血流量增加，麻醉期间应适当控制液体入量。

5. 术前存在肺动脉高压者，麻醉手术期间维持动脉血二氧化碳略低于正常，可降低肺血管阻力。

6. 对年龄大、动脉导管粗且伴有重度肺动脉高压病人，若采用单纯结扎手术，则存在动脉导管破裂大出血的危险，通常应在体外循环下完成该手术。

第三节　非体外循环下冠状动脉旁路移植手术的麻醉管理

非体外循环下冠状动脉旁路移植术（又称冠状动脉搭桥术）临床上以其创伤小，术后恢复快、安全等优势而日益被广泛开展，使得更多的冠心病病人得以心脏外科治疗并康复。近年来随着医学技术的进步，医疗器械的更新与监测水平的提高，虽然施行非体外循环下冠状动脉旁路移植术病人的病情较以前复杂，但麻醉技术与手术技巧的提高，病人安全得到显著保障。

一、非体外循环下冠状动脉旁路移植术概述

非体外循环下冠状动脉旁路移植术的开展，避免了体外循环所致的并发症，包括增加出血、心肺功能不全、脑损伤及肾衰竭等，使得具有高危风险的冠心病病人得以安全渡过围术期，包括慢性阻塞性肺疾病、糖尿病、高龄、肝肾功能不全、凝血功能障碍、升主动脉钙化、再次血管移植和肿瘤病人。同时缩短了手术时间，加快术后的恢复，节约了手术费用。由于冠心病本身病变的严重性与其合并的高危因素，围术期对手术技巧、麻醉管理，以及参与手术、麻醉、护理相关人员密切配合提出了更高的要求，

全方位保障方可确保手术顺利进行。

二、风险评估

施行冠状动脉旁路移植术的病人，其麻醉风险主要与受累动脉的部位、范围、程度、左心功能状态与重要脏器的并发症有关。尤其对严重冠心病合并慢性阻塞性肺疾病、慢性肾功能不全、糖尿病、出血与药物过敏体质等病人，应有足够的重视与术前评估。

三、术前准备

择期施行冠状动脉移植术的病人，首先应详细了解病史，全面掌握病情，充分对全身重要脏器的功能进行评估，在此基础上积极治疗并发症，控制血压与血糖在合适范围，并戒烟与控制感染。实施手术前5天停用抗凝血药，如阿司匹林、肝素等。目前认为术前常规服用的β受体阻滞药、扩张冠状血管药（扩冠药）及其他控制血压的药物不应停止，对降低心率、抗高血压、改善心律失常与心肌缺血颇有益处。此外，术前应帮助病人消除或减轻恐惧、稳定情绪，手术前晚口服地西泮适当镇静，以利于病人血流动力学稳定。

四、麻醉管理要点与注意事项

冠状动脉旁路移植术的麻醉处理关键是围术期维持病人血流动力学相对稳定，保障心肌氧供与氧耗的平衡，防止心肌缺血、缺氧。

1. 麻醉处理与体外循环下冠状动脉旁路移植术基本相同，仍以静-吸复合全麻或全凭静脉全麻为主，只是麻醉性镇痛药芬太尼用量相对减少。临床上虽采用硬膜外阻滞与全麻联合既可阻断心胸段交感神经，有利于降低应激反应，减少全麻药用量，又能实施硬膜外术后镇痛，但有可能发生硬膜外血肿，故需警惕。

2. 麻醉与手术期间出现低血压、高血压、心动过速则可加重心肌缺血，甚至诱发严重心律失常。心脏与冠状动脉的手术操作刺激，可引起冠状动脉痉挛，同样可出现心肌缺血。故在麻醉深浅适度的基础上应合理应用血管活性药，以调控血流动力学相对平稳。

3. 此类病人病情重，术中变化大，处理异常的血流动力学变化时稍有怠慢，便可发生严重心肌缺血和心律失常，应在手术进程的不同阶段，根据需要及时应用血管活性药。硝酸甘油仍是血管扩张药中治疗心肌缺血的首选药物，以微量泵按$3\sim5\mu g/kg$持续泵入为适宜。近年来地尔硫䓬以其直接减慢心率、舒张冠状动脉、改善心肌缺血、降低心脏负荷，并能舒张外周血管的作用受到重视。以往去氧肾上腺素被认为是动脉硬化、器质性心脏病禁用药物，但该药可适当增加前负荷，升压后反射性地减慢心率而对心排血量影响不大，现已成为术中必备药物，通常将其配成$50\sim100\mu g/mL$，需要时$2\sim3mL$静脉注射。

4. 在使用心肌固定器期间，尤其将心脏向前搬起而暴露后方血管时，常会干扰正常泵血，心室运动功能差的病人心排血量降低更为明显，此时维护血压稳定尤为重要。对心功能差的病人可预先给予少量去氧肾上腺素或多巴胺，以防止血流动力学的显著波动。近端血管吻合时，应适当调控血压，维持收缩压在100～110mmHg为佳。如硝酸甘油控制血压不明显，可同时给予尼卡地平联合用药。

5. 围术期心肌缺血的监测主要是观察心电图的变化。心肌缺血时可出现ST段的改变，ST段降低表示心内膜心肌缺血，ST段抬高表示透壁心肌缺血，需要进行恰当的处理。

6. 备好体外循环，防止少数病例突发意外，以便依靠体外循环支持，目的是确保病人的安全。

第十三章　高血压与冠心病
非心脏手术的麻醉

高血压是最为常见心血管疾病，随着社会老龄化其发病率日趋上升，临床上合并高血压的手术病人也不断增多。严重高血压病人除本身存在着危险外，若患有外科疾病需手术治疗，则导致麻醉风险同步增长。由于高血压仍是心血管疾病死亡的主要原因之一，因此，为防止围术期血流动力学急剧变化可能造成的相关并发症或意外，麻醉医师必须了解并熟悉高血压的基本知识及临床特点，掌握相关防治方法，以保障围术期病人安全。

第一节　高血压病与麻醉相关问题

由于麻醉方法与麻醉用药均能影响或干扰心、脑血管功能，临床上高血压病人围术期出现脑梗死、心律失常、心力衰竭，甚至死亡病例时有发生。因此，高血压病与临床麻醉关系极为密切。

一、高血压病因

高血压是以体循环动脉压增高为特点的临床综合征。高血压分为原发性与继发性两大类，通常原因不明者称为原发性高血压，又称高血压病，约占95%。而其他高血压则是某些疾病的一种临床特征，有明确而独立的病因，则称为继发性高血压，约占5%。

（一）原发性高血压

1. 目前原发性高血压的病因尚未明了，但与发病相关的因素如下所述：
（1）遗传：流行病学研究发现，原发性高血压有明显的家族发病倾向。
（2）年龄：随年龄增长其血压水平也逐渐上升，尤以收缩压为明显。
（3）超重肥胖：随着体重指数的增加，高血压患病率相对升高。
（4）饮食与饮酒：研究发现饮食中钠盐摄入量与血压呈正相关。一般认为饮酒与高血压有一定关系，中度以上的饮酒是高血压发病因素之一。

（5）体力活动：体力活动与血压呈负相关，长期进行体力活动具有明显而稳定的降压作用。

2. 原发性高血压的发病机制颇为复杂，目前认为如下所述：

（1）与钠盐摄入过多及遗传性排钠障碍有关。

（2）肾素-血管紧张素-醛固酮系统失调。

（3）细胞膜对Ca^{2+}通透性增加或Ca^{2+}转运能力降低，使细胞内游离的Ga^{2+}增多。

（4）大脑皮质兴奋与抑制过程失调，皮质下血管运动中枢失衡等。

（二）继发性高血压

高血压也可以继发于其他疾病，如肾脏疾病（肾炎与肾动脉狭窄）与肾上腺疾病（肾上腺皮质肿瘤、嗜铬细胞瘤与原发性醛固酮增多症），以及妊娠高血压。上述通常统称为继发性高血压。

二、主要病理生理改变

（一）高血压病血管壁改变

高血压时全身小动脉痉挛，长期而反复性痉挛可致使小动脉内膜出现透明变性（玻璃样变），中层平滑肌细胞增殖、肥大，主要表现为血管壁纤维化增厚、管腔狭窄，最终导致血管功能异常。此外，高血压还促使动脉粥样硬化的发生与发展。

（二）高血压所致相关器官（靶器官）功能损害

高血压持续过程中引起的心、脑、肾等重要脏器的功能和结构性改变，致使一系列严重并发症出现，如心肌梗死、猝死、脑缺血、脑梗死及肾功能衰竭等。

1. 心脏　长期的压力负荷增加则引起左心室代偿性肥厚，早期则以向心性肥厚为主。由于长期病变使心肌出现退行性变，心肌细胞萎缩，心室壁可由厚变薄，左室腔扩大，最终发生心力衰竭。高血压可使冠状动脉血流储备能力降低，冠状动脉细小分支血管壁增厚，胶原纤维积聚，而且高血压所致心肌肥厚也易使心肌相对缺血，缺血性心脏病发生率及心源性死亡率增高。

2. 脑血管病变　如下所述：

（1）高血压时脑血流自身调节功能的改变，易发生脑缺血。

（2）长期高血压可引起脑小动脉、微动脉瘤形成，在血管痉挛、血管腔内压力波动明显易破裂出血。

（3）脑小动脉硬化则利于血栓形成，从而易产生脑梗死。

（4）脑动脉粥样硬化易使斑块脱落，而引起脑栓塞。

（5）长期持续高血压可增加腔隙性脑梗死发生，严重高血压可因急剧的脑小动脉痉挛和硬化使毛细血管壁缺氧，基底膜受损，通透性增加而致急性脑水肿。

3. 肾脏病变　如下所述：

（1）高血压使肾小动脉痉挛、硬化，管腔变窄，肾血流减少甚至闭塞，从而引起肾实质缺血、肾小球滤过率降低、肾小球纤维化、肾小管萎缩，进而造成肾皮质逐渐变薄，最终导致肾功能衰竭。

（2）血压与肾脏关系密切，互为因果，长期高血压可引起肾功能障碍，肾功能损害则又能导致高血压，从而形成恶性循环。

三、高血压的定义与分类

根据1999年世界卫生组织高血压治疗指南，高血压定义为：18岁以上成年人未服用抗高血压药的情况下，收缩压≥140mmHg，舒张压≥90mmHg。

（一）高血压的分类

上述高血压的诊断必须以非服用药物状态下，两次以上重复测定血压所得的平均值为依据，偶然测得一次血压增高不能诊断高血压。若病人既往有高血压病史，目前正服用抗高血压药，血压虽已低于140／90mmHg，也应诊断为高血压。

（二）心血管的危险性

高血压病人的危险性不仅根据其血压水平，而且还要根据心血管疾病的危险因素、靶器官的损害，以及临床表现情况等进行综合考虑。

（三）危险因素

男性>55岁，女性>65岁；吸烟史较长；总胆固醇>6.5mmol／L；伴有糖尿病，早发心血管疾病家族史。

（四）靶器官损害

左心室肥厚，蛋白尿和／或血肌酐浓度升高、动脉粥样硬化斑块、视网膜动脉狭窄。

（五）临床表现情况

脑血管疾病、心脏疾病、肾脏疾病、血管疾病与视网膜病变。参照以上原则，将高血压病人的危险性大致分为四组。

1. 低危组　1期高血压病人，男性<55岁，女性<65岁，无心血管疾病危险因素。

2. 中危组　包括1期高血压有1～2个危险因素者，或2期高血压，但无危险因素。

3. 高危组　包括危险因素3个，有糖尿病或靶器官损害的1期或2期高血压病人，以及不伴有其他危险因素的3期高血压病人。

4. 特别高危组　3期高血压病人，有一种或一种以上的危险因素，以及存在临床心血管疾病或肾脏疾病的所有病人。

第二节　高血压的麻醉管理

需手术治疗的中、老年病人相当部分合并有高血压，严重者常存在心脏、血管、中枢神经与肾脏的病理改变。围术期高血压病人对麻醉所产生的风险并非只来源于血压数值的高低，而主要决定于相关各器官受高血压影响后的功能状况。因此，接受手术治疗的高血压病人，麻醉医师除应关注机体相关器官的病理变化与功能状态外，更要注意麻醉与手术应激所致的心血管系统剧烈变化。

一、高血压术前评估与准备

由于高血压病人的麻醉风险主要与重要脏器受累程度有关，故术前访视病人应全面了解高血压病是否已影响心、脑、肾等器官功能。一般认为低危组高血压病人的麻醉与手术经过平顺，但随着高血压与相关器官功能受累程度的递增，中危组以上的高血压病人其麻醉风险亦同步上升。此外，还应鉴别术前高血压是持续状态，还是暂时发作，若是后者，常为焦虑、紧张、恐惧所致，经解释或应用镇静类药物可使血压恢复至正常范围，麻醉风险很小。

1. 为便于了解心脏情况，高血压病人术前心电图与有关影像学检查可提供相关信息，必要时行超声心动图检查。高血压病史越长，重要脏器受累越明显，如病人通常以高枕卧位睡眠，则提示可能心功能受限。高血压病期虽短，但进展迅速，则属急进性高血压，常可伴有心、脑、肾并发症，务必引起警惕。

2. 临床上高血压病人若病情紧急，其血压高低则不应成为麻醉与手术的障碍。相反病情并非紧迫，但血压显著高于正常，则应先行调控血压，然后再决定麻醉与手术。

3. 高血压病人术前控制血压的药物一般不必停用，可用至术晨。术前药阿托品使心率明显增快的作用对高血压病人常不利，应改为东莨菪碱为妥。为避免病人精神过度紧张而引起血压进一步增高，麻醉前宜给予稍大剂量的镇静药，有利于缓解血压剧烈波动。

二、高血压的麻醉选择

临床上对高血压病人一般根据病情与手术要求而选择麻醉方法与麻醉用药。低危组高血压病人的麻醉选择与一般病人无任何区别，中危组高血压病人，尤其高危组以上者大都合并重要脏器功能的改变，麻醉选择应慎重。

1. 通常局部浸润麻醉虽对全身干扰轻微，但需阻滞完善，否则疼痛刺激往往使血压与心率猛增。

2. 高血压病人若选择硬膜外阻滞，可分次小剂量给药，术中血压发生波动常较缓慢，有利采取相关措施调控血压。

3. 中危组以上高血压病人不宜采取蛛网膜下腔阻滞，以免发生严重并发症或意外。

4. 一般而言，除短小手术外，高血压手术病人大多以选择全身麻醉、呼吸道控制（插入喉罩或气管内插管）管理较为安全，无论采用全凭静脉全麻，还是静–吸复合全麻，均有利手术中调控血压，尤其静一吸复合全麻应用异氟烷，其对心肌抑制较轻，主要通过降低外周血管阻力使动脉压下降。

5. 静脉麻醉用药与肌松药，如咪达唑仑、依托咪酯、芬太尼等，以及维库溴铵，阿曲库铵等，对心血管系统均无影响，适用于高血压手术病人的麻醉。

6. 术中必要时应结合血管扩张药应用，以便平抑应激性心血管反应。

三、高血压的麻醉管理

高血压病人麻醉与手术期间容易引起血压波动，甚至相当剧烈。因此，务必采取措施减少诱发血压升高、心率增快的各种因素，以防止血压急剧变化而可能造成的严重并发症。

1. 局部麻醉病人其局麻药中应禁忌加用肾上腺素，以避免血压过度上升；此外，术中可根据病人情况给予适宜的镇静、镇痛药，降低病人紧张、恐惧心理与不适感，以及疼痛刺激所致的反射性血压升高。

2. 硬膜外阻滞病人以分次、小剂量应用局麻药可防止麻醉平面过高，避免血压突然下降。需要指出的是，术中务必面罩吸氧，并密切监测血流动力学变化，防止心肌缺血、缺氧。

3. 全身麻醉病人必须重视诱导期间气管内插管与术毕拔管所致的心血管应激反应，此种有害性刺激往往造成心率倍增，血压急剧升高，很易导致严重并发症或不测。因此，除合理应用麻醉诱导药与血管活性药外，给予呼吸道充分表面麻醉也是关键，因其能显著抑制咽喉与气管刺激性反射而引起的血流动力学急剧变化。

4. 静脉全麻药硫喷妥钠与丙泊酚虽可用于高血压病人的麻醉诱导，但应用剂量与注射速度务必酌减，防止单位时间内药物浓度相对过高，注射速度过快而产生对心肌的抑制。通常丙泊酚作为麻醉维持药持续静脉泵入对循环系统影响较小。

5. 高血压病人术中除需控制血压过高外，还应防止出现低血压，血压过低可促使重要器官缺血、缺氧，尤其心、脑、肾等脏器在较持续性低血压期间容易发生不测。

四、麻醉与手术期间高血压的防治

高血压病人麻醉与手术期间血压增高颇为常见，在麻醉深度适宜的情况下应分析相关原因，以便采取针对性治疗与处理，尽可能使血流动力学平稳。

（一）预防性治疗与处理

1. 择期手术病人术前可采取口服抗高血压药，进行为期数天至1周的治疗控制，可缓解麻醉与手术中血压急剧上升，有利于病人较平稳地渡过围术期。

2. 全麻诱导后由于喉镜窥喉和气管内插管刺激，可产生交感神经活性显著增加而致心动过速、血压增高等应激性反应，故除全麻诱导需达一定深度外，咽喉部与气管内充分表面麻醉可明显降低该刺激性反应。

3. 全麻维持期虽全麻药已达到意识消失，但麻醉性镇痛药如应用不足，则不能消除手术牵拉、疼痛刺激引起的反射性血压升高、心率增快，故需提前用足芬太尼类药，避免过后追加而效果不佳。

4. 全麻病人除神志消失、镇痛完全外，还应肌肉松弛完善，以避免气管内插管不适所引起的刺激性呛咳，造成瞬间血压、颅压猛升，心率倍增。

5. 围术期尿潴留（如未插导尿管或导尿管阻塞而膀胱过度膨胀）、颅压增高、寒冷刺激等，也可使血压升高，应给予针对性处理。

6. 术中若出现缺氧、二氧化碳蓄积也会导致血压逐步上升，务必加强监测，予以纠正。

7. 手术完毕，麻醉结束，病人处于恢复过程，创口疼痛、不耐气管内插管刺激、呼吸运动受限等，均可引起血压急剧升高，甚至引发相关并发症，应及时对症处理。

总之，上述原因只有提前预防，才能有效防止血流动力学急剧波动（即血压显著升高、心率明显加快等）。

（二）降压药的应用

麻醉与手术期间不能单纯依靠麻醉深度来达到控制血压升高，麻醉即使达到一定深度也不可能使血压控制在满意程度，尤其高血压患者大多是中、老年病人，麻醉过深很易发生不测，故利尿药与血管活性药的应用则起到了互补作用。

1. 利尿药　抑制钠再吸收，可降低血容量，起间接性降压作用，与其他药物搭配用于轻度高血压病人，降压效果满意，尤其适用于治疗老年病人收缩期高血压。

2. β-受体阻滞药　如超短效药物艾司洛尔为选择性β-受体阻滞药，可减慢心率和降低血压，且能减少心肌耗氧量等，与扩张血管药合用，能明显降低术中高血压，并使心率有所下降。

3. 钙通道阻滞药　在通道水平上选择性地阻滞Ca^{2+}经细胞膜上的钙离子通道进入细胞内，以减少细胞内Ca^{2+}的浓度，从而影响心肌细胞功能及平滑肌细胞收缩，使心肌收缩力降低，外周阻力血管扩张，致使血压下降。如尼卡地平、尼莫地平等对术中高血压具有广泛的治疗及预防作用。术中尼卡地平可单次静脉注射10~30μg/kg，必要时可重复。

4. 硝酸甘油　可用于围术期控制性降压，通常采用0.01%的药液静脉滴注，开始滴速1μg／（kg·min），观察效应，调节滴速，逐渐增量，以便将血压控制在适宜程度。硝酸甘油可使冠状动脉扩张，适用于伴有心肌缺血的病人降压。

5. 硝普钠　利用输液泵静脉滴注0.01%硝普钠溶液，从小剂量每分钟10～25μg开始，根据血压下降程度，每隔5～10分钟增加剂量，观察效果，调节滴速，以维持收缩压比原血压水平低25%为宜。注意：

（1）若血压下降迅速者，立即减慢滴速或停止，多能迅速逆转；

（2）该溶液对光敏感，需新鲜配制，并用银箔或黑布包裹；

（3）硝普钠代谢产物硫氰酸盐经尿排出，大剂量或较长时间使用可能导致氰化物中毒。

6. 其他药物　α受体阻滞药，如酚妥拉明主要用于嗜铬细胞瘤病人。

总之，术中降压首先考虑选择起效快、作用时间短，且较为缓和的降压药，若高血压仍然难以控制，则可采用血管扩张药硝酸甘油或硝普钠静脉滴注，以便将血压调控在适宜水平。

（三）注意事项

围术期实施控制降压应注意药物间的相互作用如下所述：

1. 麻醉诱导药与术前抗高血压药的相互作用，可能出现全麻诱导后血压下降明显。

2. 术中麻醉用药与血管活性药大都静脉注射，两者用药较为集中也可引起血压下降显著。

3. 羟丁酸钠能促进血钾转移至细胞内，可降低血浆内钾离子浓度，利尿药则使排钾增多，若同时应用可引起低血钾，易诱发心律失常。

4. 钙拮抗药与氟类吸入麻醉药合用可抑制心肌传导功能。

因此，麻醉状态下处理高血压病人需全方位考虑，应先以小剂量、分次用药，观察血压趋势，寻找出平稳降压的规律，避免过度降压造成的不良反应，或严重并发症发生。

第三节　冠心病患者非心脏手术的麻醉管理

冠状动脉粥样硬化性心脏病（冠心病，也称缺血性心脏病），是目前临床上心脏病患者实施非心脏手术的常见病。其风险在于：①麻醉与手术并发症及死亡率明显高于非心脏病者，死亡率是一般病人的2～3倍，死亡最常见原因是围手术期急性心肌梗死；②严重心律失常与心力衰竭；③心脏病变的性质、程度和心功能状态，以及手术创伤的大小、时间；④麻醉和手术医师的技术能力，术中、术后监测条件，以及对出现各种异常情况的及时判断与处理。

一、主要病理生理特点

冠状动脉粥样硬化引起的血管管腔狭窄或阻塞，常导致心肌缺血、缺氧。

（一）心绞痛

心绞痛是由于冠状动脉供血不足，常导致心肌急性的暂时性缺血、缺氧所引起的一种机体反应性临床症状，其特点为阵发性胸前压榨性疼痛。通常因劳累、情绪激动、寒冷刺激、饱食、天气变化等而诱发，持续数分钟，休息后或服用硝酸酯制剂可缓解。

（二）心肌梗死

因心肌严重而持久的缺血、缺氧，致使部分心肌发生急性缺血性坏死。病人具有剧烈且较持久的胸骨后疼痛，以及急性循环功能障碍、心律失常、发热、白细胞增多、心肌酶活力增高与一系列特征性心电图变化。按病变范围与心电图演变可分为Q波型与非Q波型心肌梗死。

二、麻醉管理要点

（一）麻醉评估

1. 该类病人对麻醉与手术的耐受性差别较大，主要取决于心血管基础状况和代偿能力。访视病人应详问病史，认真查体，对病人的冠状动脉血流灌注和心功能状态作出准确评价，做到心中有数，以便选择适宜的麻醉方法。

2. 对稳定型心绞痛病人应进行运动负荷试验，评价麻醉风险。若轻度活动则出现胸闷、胸痛与气急，常提示围术期发生心肌缺血或左心功能不全的危险性增高。不稳定型心绞痛其围术期发生心肌梗死率约为28%，此类病人应延期手术，需先行内科治疗。

3. 陈旧性心肌梗死病人，通常宜在急性心肌梗死发作后6个月进行手术较为安全，一般将1个月之内的急性心肌梗死作为急性期，不宜安排择期手术。急诊手术病人必须实施全面血流动力学监测，力保循环稳定，以保障心肌氧供需平衡。若病人属低危险性心肌梗死，可考虑6~8周后实施外科手术。急性心肌梗死发作和接受手术的时间间距越短，再梗死率越高。

（二）麻醉方法

1. 术前用药　术前精神紧张、焦虑则使交感神经兴奋、心肌耗氧量增加，适当的术前用药对冠心病病人非常有利。如镇静药巴比妥类、哌替啶等对冠状动脉血流和心肌耗氧量无明显影响。丙嗪类及阿托品可加快心率，增加心肌耗氧量，应少用。苯二氮卓类药有一定的防止组织和心肌缺氧时的乳酸蓄积作用，还有一定抗心律失常作用，用作术前药较为适宜。对心功能正常病人肌内注射吗啡0.1mg／kg，东莨菪碱0.3mg，可为病人提供良好的镇静遗忘作用。心功能欠佳病人术前药减量。

2. 麻醉选择　冠心病手术病人的麻醉选择应依据其病情、手术部位、创伤程度、手术时间，以及对血流动力学影响等全面考虑，无论采用何种方式，务必注意对心肌收缩力无明显抑制，保持循环稳定，维护呼吸道通畅，供氧充足，消除不适，镇痛完善。

局部麻醉或区域阻滞：只能用于体表、肢体等小手术。通常局麻药中加入适量肾上腺素，其目的是增加麻醉效果，防止毒性反应，但应避免过量而引起心动过速。

3. 椎管内麻醉

（1）硬膜外阻滞相对较为安全，如小剂量、分次注入局麻药，其麻醉平面可适当控制。适当补充液体，可维持血流动力学稳定，不易引起血压显著下降，对循环影响较为缓和。术后还可保留硬膜外导管给予镇痛，对冠心病手术病人颇为有利。

（2）蛛网膜下腔阻滞其麻醉平面常不易控制，故对血流动力学影响较大，会引起血压急剧下降，用于冠心病手术病人有一定风险。此外，椎管内麻醉务必采用面罩吸氧，防止冠状动脉缺氧。

4. 全身麻醉　对于心脏病病人实施非心脏手术，以全身麻醉相对安全、可控、有效，是临床经常选择的麻醉方法，尤其病情严重、手术复杂、心功能储备较差的病人，实施全麻气管内插管可保障呼吸道通畅，供氧与通气充分，术中遇有意外情况发生，抢救复苏便捷、迅速。

5. 全麻联合硬膜外阻滞　该方法主要利用两者的各自优势达到麻醉效果优化，且对病人生理功能干扰轻微。

（三）全麻诱导

术前病人心功能严重不全者，镇静与安定类药用量不宜过多，应以麻醉性镇痛药芬太尼为主，心率减慢有利于减少心肌氧耗。心功能差者可以采用依托咪酯、芬太尼、维库溴铵等搭配麻醉诱导。

（四）麻醉维持

无论全凭静脉全麻，或是静-吸复合全麻均可用于全麻维持，现今临床上所使用的麻醉药都可应用，只是各有利弊，可根据病人情况合理组合、选择应用。

三、实施麻醉注意事项

麻醉与手术期间防止心肌缺血、缺氧是冠心病病人非心脏手术麻醉管理的核心，实施麻醉时应注意如下几点。

1. 冠心病病人安静状态时大都有心电图（electrocardiogram，ECG）异常，主要表现为ST-T变化。麻醉医师应了解病人术前心肌缺血的程度、特点，以便在心肌缺血加重时及时发现并处理。需要注意的是：术前ECG未发现异常的病人并非无麻醉风险，动态心电图监测发现为数不少的隐匿性冠心病病人非心脏手术术前有频繁缺血发作而无临床症状，但术后心脏意外发生率显著增加，必须予以警惕。

2. 冠状动脉造影可为麻醉医师提供最直接可信的冠心病严重程度的指标，如冠状动脉狭窄的程度，以左主干狭窄麻醉危险性最大，对诱导期心动过速和低血压极为敏感，一旦心肌缺血易发猝死，且复苏困难。严重多支冠状动脉病变的病人，其麻醉危险性也较大

3. 服用洋地黄期间低血钾则易诱发严重室性心律失常，应用洋地黄病人使用芬太尼诱导容易出现心动过缓，只要心率不低于50次／分钟或对血压无大影响，一般不必处理，常可自行恢复。必要时应用小量阿托品给予逆转。

4. 不少冠心病病人常伴有糖尿病，术中处理原则是维持稍高的血糖水平，避免低血糖。麻醉期间可静滴5%葡萄糖溶液与胰岛素（比例为3～5g／1u），术中随时监测、监控血糖。

5. 冠心病常规治疗包括阿司匹林类抗血小板聚集药，该药影响凝血，不延长凝血酶原时间（prothrombin time，PT）和激活部分凝血活酶时间（activated partial thromboplastin time，APTT），一般对麻醉处理无大影响。但应用双香豆素病人术前应减量或停药至PT恢复到接近正常水平，术后2～3天无临床出血后恢复用药。停药期间间断应用小量肝素可预防栓塞并发症，但应用不当可引发异常出血。但抗凝治疗病人应禁忌硬膜外阻滞。

6. 术中控制输血、输液量，以免加重心脏负担。

7. 心肌缺血发作的处理，对循环状态稳定的心肌缺血发作，硝酸甘油降低前负荷和室壁张力，扩张心外膜冠状动脉，增加内膜下心肌血流，可用硝酸甘油滴鼻或小剂量（50μg／次）静脉注射。对合并高血压、心动过速的缺血性发作，首先调节通气、氧供和麻醉深度，必要时应用p受体阻滞药。而对合并低血压、心动过速缺血性发作者，其原因常来自于低血容量，应尽可能快地恢复血容量，输血、输液不能马上纠正低血压时，可分次静脉注射去氧肾上腺素50μg／次，以恢复冠状动脉灌注压和减慢心率。

第四节　麻醉与手术期间常见心律失常

心律失常是麻醉与手术期间循环系统常见并发症，主要与麻醉药、麻醉操作、手术刺激，以及病人原有心血管疾病有关。临床上并非所有心律失常都有意义，但严重的心律失常可导致不良后果，务必予以预防，并及时进行治疗与处理。

一、麻醉与手术期间心律失常的原因

麻醉与手术期间心律失常多发生于心血管疾病的病人，通常可由单一或多因素作

用所致，如缺氧、低血压、电解质紊乱等。

（一）伴有心血管疾病

合并高血压、冠心病病人由于本身存在心肌、窦房结和传导系统病变，或术前已存在不同类型的心律失常，麻醉与手术期间更易发生，甚至使病情加重。

（二）神经内分泌功能紊乱

正常的心肌电活动主要受传导系统的控制，此外，也受神经内分泌调节，术前精神紧张、应激反应等可致神经内分泌调节功能紊乱，即使无器质性心脏病病史，有时也可出现心律失常。

（三）心脏的离子平衡失调

心脏的离子平衡失调包括钙、钾、钠、镁离子，尤其是钾离子的异常，无论高钾血症或低钾血症，均可诱发心律失常。

（四）药物引起的心律失常

多种药物包括麻醉药、抗心律失常药，可因药物本身的副作用或用药不当引起心律失常。

（五）需手术治疗的病人

如甲状腺功能亢进、嗜铬细胞瘤等病人，可常伴有心动过速或期前收缩（早搏）等。

（六）麻醉期间操作不当

过度通气或通气不足、二氧化碳蓄积、浅麻醉或麻醉过深状态、椎管内阻滞范围过广、严重血容量不足、低血压、心肌缺血、低氧血症、低温、气管内插管与气管内插管拔除期间血流动力学的急剧波动等。

（七）手术刺激

术中各种牵拉反射等。

（八）低温

随着体温下降，心率逐渐下降，30℃时心律失常开始增加，28℃以下容易出现心室纤颤（室颤），20℃以下容易导致心脏停搏。

二、麻醉手术期间心律失常的处理原则

麻醉手术期间通过心电监测与血流动力学改变可获得相关信息，以利于确定心律失常的性质。

1. 术前应了解病人是否有心律失常病史及治疗情况，根据心律失常的特征和对血流动力学的影响程度，分析判断麻醉期间诱发心律失常的因素，结合心律失常的性质、类型、危险程度，采取相应处理措施。

2. 通常处理方法是去除诱因，治疗原发病，必要时采取有针对性抗心律失常的治疗，包括应用相关药物、刺激迷走神经的方法、电学方面的治疗（电复律、起搏治疗）等。

3. 紧急情况下，对严重心律失常应当机立断，快速、及时、有效处理，防止心脏停搏。

三、麻醉手术期间常见心律失常类型及治疗处理

（一）窦性心动过速

心率加快>100次／分钟，心律规则，一般很少超过160次／分钟，主要与交感神经兴奋增加有关。如病人紧张、恐惧、疼痛、发热、血容量降低、缺氧、药物应用不当，以及甲状腺功能亢进与嗜铬细胞瘤等病人。

1. 祛除诱因，对症处理。

2. 可选用短效β受体阻滞药艾司洛尔治疗。

（二）窦性心律过缓

心率减慢<60次／分钟，多为迷走神经张力增高所致。如心率减慢为一过性，且未低于50次／分钟以下，血压无变化者，一般不需要处理。反之，可应用阿托品或β受体激动药

（三）房性、房室交接区和室性期前收缩

通常偶发期前收缩对血流动力学无明显影响，一般不需特殊处理，如果频发或连发则需要治疗。首先针对诱发因素进行处理，如消除紧张、恐惧心理，完善镇痛与适当镇静，充分氧供等。对不同种类的期前收缩选用不同的药物治疗。

1. 如果病人心律缓慢并发期前收缩，首选阿托品0.3～1mg静脉注射，首次剂量不宜过大，以0.5mg为宜，避免诱发心动过速。

2. 频发、连发或多源性室性期前收缩，首选利多卡因治疗，首次负荷量1～1.5mg／kg缓慢静脉注射，如无效可重复注射，然后可配制0.1%浓度以1～4mg／min静脉滴注，维持有效血药浓度。对利多卡因治疗无效者可选用胺碘酮2.5～5mg／kg缓慢静脉注射。注意胺碘酮能抑制窦房结与房室结功能，期前收缩伴有心动过缓者不宜用此药。

3. 期前收缩频发或连发或多源性期前收缩应注意排除低血钾。

（四）心房扑动与心房颤动

心房扑动（简称房扑）和心房颤动（简称房颤）大多见于器质性心脏病病人。房扑时心房内可产生300次／分钟左右规则的冲动，心室率规则，约在140～160次／分钟之间；房颤时心房内产生350～600次／分钟不规则的心房颤动，心室率快而不规则，约在120～180次／分钟之间。房扑和房颤多有阵发型和持久型两种类型，对血流动力学的

影响取决于心室率的快慢。围术期心室频率不快，血压维持在正常范围时可不予处理，快速房扑和房颤对血流动力学有严重影响，需进行处理。

1. 病因与诱因的治疗　针对高血压、冠心病、心肌缺血、心功能不全、低血钾、低温麻醉、严重缺氧与二氧化碳蓄积等进行相应的治疗。

2. 控制心室率　结合病人的具体情况选用β受体阻滞药、维拉帕米（异搏定）或洋地黄制剂。有心功能不全的病人首选毛花苷C（西地兰），首次剂量0.4～0.8mg缓慢静脉注射。β受体阻滞药、维拉帕米可用于无心功能不全的病人，禁用于心功能不全和病态窦房结综合征的病人。维拉帕米有负性肌力与延缓房室传导的作用，故禁忌与β受体阻滞药合用。

3. 合并预激综合征房颤　可以用普罗帕酮（心律平）、胺碘酮治疗。普罗帕酮用法：1～2mg／kg缓慢静脉注射，如无效且无低血压等不良反应时，间隔20～30分钟后重复用一次，有效后可以0.3～1.0mg／min的速度静脉滴注，维持疗效，低血压病人禁用。

（五）阵发性室上性心动过速

阵发性室上性心动过速为快速而规律的异位心律，发作时心率160～220次／分钟，也有发作时慢至140次／分钟快至250次／分钟，发作持续时间短至数秒钟，长至数小时甚至数天不等。对血流动力学的影响取决于是否有器质性心脏病及其发作持续时间，围术期急性发作时除病因治疗外可采取以下措施：

1. 刺激兴奋迷走神经　常用的方法如下所述：

（1）深吸气后屏气，再用力呼气。

（2）按压一侧颈动脉窦10～15秒，无效时按压对侧，不可两侧同时按压，以免引起脑供血不足或心脏停搏。

（3）压迫眼球，注意不可两侧同时进行，用力不当可导致视网膜剥离或眼球损伤，禁用于青光眼病人。

2. 药物治疗　有器质性心脏病病人发作时首选毛花苷C，首次剂量0.4～0.8mg缓慢静脉注射，2小时后如无效可再注射0.2～0.4mg，24小时总量不超过1.2mg。维拉帕米5～10mg静脉缓慢注射可中止发作，在无心功能不全的病人中为首选药物，注意偶可引起窦性心动过缓甚至心脏停搏，禁用于心功能不全、血容量不足和病态窦房结综合征的病人。近年来应用β受体阻滞药艾司洛尔也有较好的疗效，注意患有哮喘、低血压和心功能不全的病人禁用。普罗帕酮、普鲁卡因胺等可以选用，但疗效不如上述药物。

3. 同步直流电复律　各种药物不能控制的室上性心动过速，除洋地黄外，可考虑同步直流电复律。

（六）室性心动过速

室性心动过速多发于器质性心脏病，少数特发性室性心动过速的病人无器质性心脏病。发作时心率大多在150~200次／分钟，也有少数心率在100~250次／分钟，节律多规则。急性发作且频率快者可致急性心功能不全、休克，需紧急处理。

1. 药物治疗　首选利多卡因50~100mg静脉注射，争取在短时间内控制发作，如无效5~10分钟重复使用，静脉注射累计量不超过300mg，有效后再以1~4mg／min的速度继续静脉滴注。利多卡因无效可选用胺碘酮2.5~5mg／kg缓慢静脉注射。普罗帕酮适用于无器质性心脏病病人。同时做好电复律的准备。

2. 同步直流电复律　除洋地黄引起的室性心动过速外，如药物治疗无效，用200~300J同步直流电复律。

（七）房室传导阻滞

房室传导阻滞是指心房的冲动向心室的传导缓慢和（或）阻断。根据阻滞的程度分为三度，其中二度又分为Ⅰ型和Ⅱ型。老年人持续房室传导阻滞的病因多见于原因不明的传导系统退行性病变和冠心病。一度或二度Ⅰ型房室传导阻滞如无血流动力学障碍和临床症状，除针对病因治疗外不需要特殊治疗。二度Ⅱ型和三度房室传导阻滞需积极治疗。

1. 药物治疗　心室率在40~50次／分钟，用阿托品、异丙肾上腺素治疗，如无效需要安置心脏起搏器。

2. 安置心脏起搏器　临时起搏器可保障麻醉和手术期间病人的安全，心室率缓慢并影响血流动力学的二度、三度房室传导阻滞必须安置临时心脏起搏器，必要时安置永久性心脏起搏器。

（八）束支传导阻滞

束支传导阻滞常见左束支传导阻滞、右束支传导阻滞和三分支传导阻滞。老年病人的束支传导阻滞可能与心脏传导系统的退行性变、冠心病有关。

单一的束支传导阻滞不影响心脏房室传导功能时无特殊治疗，完全性左束支传导阻滞有心室率缓慢、心功能不全或三分支传导阻滞，术前需安置心脏起搏器，以确保病人安全。

（九）预激综合征

预激综合征指心房激动后，心室某部位提前激动的一组现象。主要原因是心脏除正常的传导系统外，心房与心室之间存在旁路传导，大多无器质性心脏病基础。

预激综合征本身无临床症状，不需要治疗，一旦预激综合征发作，大多合并阵发性室上性心动过速，也可合并房颤、房扑、室颤，须进行积极处理。

1. 药物治疗　利多卡因、普罗帕酮、胺碘酮对房室结和旁路均有抑制作用，用于激综合征合并室上性心动过速、房扑或房颤安全有效。注意：洋地黄加速旁路传导，维拉帕米减慢房室结内传导，β受体阻滞药不抑制旁路传导，都可能使心室率明显增快，甚至发展成室颤，不宜使用。

2. 导管射频消融治疗 是一种心脏介入治疗技术，通过电极管释放电流，使心动过速局部病灶或折返的关键部位温度升高，发生凝固性坏死，失去兴奋和传导功能，从而使与该病灶相关的心动过速得以根治。这种方法治疗心动过速具有创伤小、操作简便、成功率高等优势（成功率已高达96.6%），但技术条件要求较高，术前具备射频消融治疗的病人，应积极采用该方法治疗。

3. 同步直流电复律 如 心室率快伴循环障碍，药物处理无效时，宜尽快采用同步直流电复律。

（十）心室扑动和心室颤动

分别为心室肌快而微弱的收缩（房扑）或不协调的心肌纤颤（房颤），心脏无排血功能，心音和脉搏消失，心、脑等器官和周围组织血液灌注停止，临床表现为阿-斯综合征发作和猝死。

电除颤是治疗室颤的唯一有效方法，凡具备除颤条件应尽快施行电除颤。准备除颤仪的同时，立即着手心肺复苏（cardiopulmonary resuscitation，CPR），直到除颤仪到位开始电除颤。成人胸外除颤所需电能为200J，小儿为2J／kg；成人胸内除颤为20～80J，小儿为5～50J。一次除颤未成功，再次除颤时应适当加大电能。除颤间期继续闭胸（胸外）心脏按压和人工呼吸。肾上腺素能使细颤转为粗颤，增加除颤效果。

第十四章 椎管内麻醉

第一节 脊柱的基本解剖与生理

麻醉医师实施椎管内麻醉必须熟悉椎管的相关解剖与生理，以及两者与麻醉的关系，这对于从事临床麻醉实践至关重要。

一、脊柱基本解剖

（一）脊柱由33块脊椎骨组成

33块脊椎骨中，颈椎7块、胸椎12块、腰椎5块、骶椎5块，还有融合成一起（1块）的4节尾骨。

（二）脊柱有4个生理性弯曲段

正常脊柱存在4个生理弯曲段，即颈曲、胸曲、腰曲与骶曲，其中颈曲与腰曲向前凸出，而胸曲和骶曲则向后凸出，这对蛛网膜下腔阻滞时药液在蛛网膜下腔扩散有很大影响。

（三）脊柱之间由三层韧带连接

脊柱从外向内依次是由棘上韧带、棘间韧带与黄韧带相连接，由于黄韧带致密坚实，穿透时有一定阻力，故穿透后大都有落空感觉。由于韧带纤维（属纤维结缔组织）走向与脊柱顺行，穿刺针刺入时也应平行进针，尽量减少对韧带组织的损伤。

（四）椎管内有两层腔隙

当穿刺针穿透黄韧带后即为硬膜外腔隙，通常临床上常用的硬膜外阻滞就是将局麻药注入此腔隙。若硬脊膜被穿透则进入蛛网膜下腔，将局麻药注入该腔的脑脊液中，则称为蛛网膜下腔阻滞。其实在硬脊膜与蛛网膜两层之间还有潜在腔隙，即硬膜下间隙。

1. 蛛网膜下腔　除脊髓外还充满着脑脊液，其上与脑相通，其下终止于S_2。蛛网膜下腔阻滞时，尽管局麻药在该腔内可浸润脊髓表面，但对脊髓本身的阻滞作用不大，进入蛛网膜腔的局麻药主要是对脊神经根产生阻滞。

2. 硬膜外腔　上至枕骨大孔，但与颅腔不通，下止于骶裂孔。局麻药注入硬膜外腔后沿此腔隙上下扩散，少量通过毛细血管进入静脉，大部分则渗出椎间孔，产生椎旁神经阻滞，并阻滞脊神经根及周围神经。

（五）脊髓与脊神经

1. 脊髓的基本解剖　脊髓在椎管内由硬脊膜所包裹，其上端开始于枕骨大孔，下端终止于$L_1 \sim L_2$椎体之间（成人），年龄越小终止位置越低，新生儿则在$L_3 \sim L_4$椎体。因此，成人在L_2椎体以下的蛛网膜下腔内只有脊神经根（马尾神经）。所以采取蛛网膜下腔阻滞时多选择L_2椎体以下间隙，以避免损伤脊髓。

2. 脊神经根的分布

（1）脊神经根共有31对，即8对颈神经、12对胸神经、5对腰神经、5对骶神经与1对尾神经。

（2）脊神经由前、后根合并而成，前根由运动神经纤维与交感神经传出纤维组成，后根则由感觉神经纤维与交感神经传入纤维组成。

（3）在蛛网膜下腔的神经根处于裸露状态，而在硬膜外腔的神经根则由硬脊膜包裹着，因此，局麻药在不同的腔隙中对神经根的渗透性也不同，前者渗透较后者显著。

（4）神经纤维分为无髓鞘和有髓鞘两种，前者可被较低浓度的局麻药所阻滞，而后者往往需要较高浓度的局麻药才能阻滞。

二、椎管内生理与麻醉的关系

（一）脑脊液

脑脊液为透明液体，成人约120~150mL，蛛网膜下腔脑脊液具有保护脊髓作用，与麻醉的关系则是有稀释和扩散局麻药的作用。若硬膜外穿刺操作不慎，刺破硬脊膜，脑脊液外流则可引起头痛、头晕。

（二）椎管内麻醉对机体的影响

无论蛛网膜下腔阻滞或是硬膜外阻滞，均是阻滞脊神经根，两者对机体的影响取决于阻滞平面的范围与程度。

1. 对呼吸功能的影响　只要膈神经未被阻滞，一般仍能保持基本通气。故通常高位硬膜外阻滞时采用较低浓度局麻药，不至于对呼吸产生过度抑制作用。

2. 对循环功能的影响　椎管内阻滞可导致血压下降，其原因如下所述：

（1）交感神经阻滞引起小动脉舒张。

（2）静脉血管扩张造成回心血量减少，从而心排血量不足，外周血管阻力降低而血压下降。

（3）交感神经阻滞后迷走神经作用相对增强，可出现心动过缓。

3. 其他　若阻滞致使迷走神经亢进，可引起恶心、呕吐。

第二节　硬膜外阻滞

硬膜外阻滞也称硬膜外麻醉，有连续硬膜外阻滞与单次硬膜外阻滞两种方法，前者是将硬膜外穿刺针尖端先刺入硬膜外腔，然后选择适宜的塑料软管置入硬膜外腔暂时留置，再通过该软管将局麻药分次、间断注入硬膜外腔，以阻滞脊神经根，致使所支配的相关区域组织、器官产生暂时性的麻醉；后者穿刺成功后则将局麻药一次性注入硬膜外腔，以产生麻醉作用，因该法可控性差，易发生严重并发症，故临床已弃用。现今临床上从安全角度考虑，硬膜外阻滞主要用于腹部以下手术（如腹腔、盆腔及下肢等）。

一、适应证与禁忌证

（一）适应证

理论上讲硬膜外阻滞可以满足所有脊神经所支配区域的手术，因此，过去临床应用较广，几乎涉及颈部到足底，以及上至老人，下为婴幼儿，均使用硬膜外阻滞。但随着临床实践经验的积累，全麻技术的发展与麻醉整体水平的提高，现今选用硬膜外阻滞的适应证也相应地发生变化。如颈部甲状腺手术及胸部乳腺癌根治术过去曾较多选用硬膜外阻滞，但高位神经阻滞由于对呼吸、循环功能影响较为突出，并在麻醉管理上具有难度。因此，其在该类手术中现已逐渐为其他麻醉方法所替代。此外，由于硬膜外阻滞行腹腔内手术并不能阻滞迷走神经反射，以致在探查上腹部或牵拉内脏时常出现不适、恶心及心血管等异常变化，故腹腔内手术选择全身麻醉的比例逐渐增多，或选用硬膜外阻滞与全麻联合。从临床实际出发是否单纯选用硬膜外阻滞，应根据病人情况和麻醉医师掌握各种麻醉方法的熟练程度权衡利弊。

（二）禁忌证

（1）病人不能合作者或拒绝硬膜外阻滞。

（2）穿刺部位存在感染病灶，或有严重脊柱病变及畸形。

（3）出、凝血功能障碍性疾病或正在应用抗凝血药治疗者。

（4）严重休克者与呼吸困难病人。

（5）病人术前存在外周神经感觉异常者也应尽量避免应用。

二、穿刺技术

（一）穿刺点选择

麻醉医师根据病变部位与手术切口选择所需椎间隙。一般认为：颈部手术选择$C_5 \sim C_7$间隙，上肢手术则选用$C_7 \sim T_1$间隙，乳腺手术选择$T_4 \sim T_5$间隙，上腹部选择$T_8 \sim T_9$

间隙中腹部选择T_9~T_{10}间隙，下腹部选择T_{11}~T_{12}间隙，盆腔为L_1~L_2间隙，下肢则选择L_2~L_3间隙等。穿刺选点定位通常以脊柱体表解剖特点为标志：

（1）颈椎棘突在颈部突出最高者为C_7棘突；

（2）两侧肩胛冈连线为T_3棘突；

（3）两侧髂嵴最高点连线为L_4棘突或者L_3与L_4棘突间隙。

（二）穿刺方法

1. 病人体位一般取侧卧弯曲位，先确定所选择的椎间隙，然后消毒铺巾。

2. 穿刺时有直入和侧入两种方法，因前者穿刺较后者容易，故临床应用较多。另外，由于胸椎中、下段棘突呈叠瓦状，途径长且间隙较狭窄，如穿刺困难，也可选择侧入法。

3. 直入法将穿刺针经过皮肤、穿过棘上韧带、棘间韧带，然后穿破黄韧带停止进针，提示针尖已进入硬膜外腔。穿刺针穿过黄韧带时有阻力突然消失感（落空感），通过注射器回抽无血液或脑脊液，并注入无菌生理盐水试验无阻力，则表明针尖确在硬膜外腔。临床实践中有时穿透黄韧带阻力不明显，其标准操作方法为：穿刺针在穿透黄韧带前，其针尾端连接玻璃接管（其内含有液面），当针尖穿透黄韧带进入硬膜外腔时，玻璃接管内液体可被吸入，此种负压现象尤其在颈、胸段穿刺时较腰段更为明显。

4. 穿刺成功后将专用硬膜外导管（塑料软管）经穿刺针置入硬膜外腔内3~4cm留置，然后一手外拔穿刺针（退针），另一手固定塑料软管，防止不慎将塑料软管退出硬膜外腔。

5. 最后将软导管固定于皮肤处，以备借助此导管将所选用的局麻药容量分次、间断注入硬膜外腔。

（三）常用的局麻药

1. 利多卡因常用浓度为1%~2%溶液。

2. 布比卡因常用浓度为0.35%~0.75%溶液。

3. 罗哌卡因常用浓度为0.5%~1%溶液。

4. 丁卡因不单独应用，常与利多卡因搭配应用。

（四）麻醉管理

硬膜外阻滞效果是否确切，除穿刺到位外，其管理也至关重要。

1. 硬膜外腔注药速度越快、浓度越大、容量越多则阻滞平面越广，反之阻滞平面越窄，可利用此特点根据病人全身状况、病情、年龄等决定注射速度、浓度与容量。

2. 老年病人、小儿、全身情况差、脱水、血容量不足、严重贫血及严重腹水等病人，相同药量而阻滞平面相对增宽，需注意减量与用药技巧。

3. 硬膜外腔注入药物之前务必先建立通畅的静脉通路，以便出现不测可及时静脉用药与快速输液。

4. 硬膜外阻滞病人应持续面罩供氧吸入，并监测神志、呼吸、血压、心率等。

5. 手术医师牵拉内脏时密切观察病人变化，及时处理恶心、呕吐等症状。

6. 胸段硬膜外阻滞发生血压明显下降者较多，主要为神经阻滞后，致使腹腔血管扩张，回心血量减少，同时副交感神经功能相对增强所致。此变化主要在硬膜外腔注入药物后约20分钟出现，应提前输液补充血容量，必要时静脉注射麻黄碱10～15mg，血压多在短时间内恢复。

7. 麻醉期间出现呼吸抑制主要发生在上胸部及颈部硬膜外阻滞，由于肋间肌与膈肌不同程度麻痹而引起，严重者导致呼吸停止。故术中必须密切观察病人，做好呼吸支持准备。

8. 硬膜外阻滞时常遇到阻滞不全，甚至失败，所致原因很多，若影响手术进程或病人难以耐受疼痛，则改换全身麻醉为宜。

9. 警惕"全脊麻"，即导管误入蛛网膜下腔未被提早发现，致使大量局麻药误注，产生全部脊神经阻滞，病人出现说话无力、呼吸困难或停止、血压骤降、神志丧失，甚至心脏停搏等。遭遇此情况必须迅速、及时抢救，如先快速面罩下吸氧或给予辅助呼吸支持，必要时紧急气管内插管，同时进行循环支持（如纠正低血压、闭胸、心脏按压等），以及其他抢救措施。

三、注意事项

1. 严格掌握适应证，穿刺操作应强化无菌概念，并按操作常规行事。

2. 硬脊膜穿破问题如下所述。

（1）硬膜外穿刺是一种盲探性操作，由于棘突间隙中的黄韧带个体差异显著，穿刺手感有时无法体会，难免发生穿破，尤其初学者应注意。

（2）穿刺用具欠合理，如穿刺针前端斜面锐利、突出，容易增加穿破硬脊膜的概率。

（3）穿刺操作麻痹大意，进针过猛，有时不免失误。

（4）一旦穿破硬脊膜，最好改换全麻。

（5）病人硬脊膜先天性菲薄，致使反复穿刺、反复穿破。

（6）头痛：穿破硬脊膜，脑脊液可不断从破损处流出，引起脑脊液压力降低所致，女性高于男性。处理措施：镇静、卧床休息、及时补液。此外，自体血液硬膜外腔填充，即抽取自体血10～15mL注入硬膜外腔，靠血液凝集阻塞穿破孔，操作期间注意无菌技术，此法有效率可达90%。

3. 硬膜外腔血管丛丰富，塑料软管进入硬膜外腔容易穿破血管或误入血管，致使血液流入塑料软管内，尤其足月妊娠者。遇此现象可将塑料软管缓慢回拔，直至注射器回抽无血液为止，但应避免塑料软管退出硬膜外腔。若估计塑料软管即将退出硬膜外腔仍有出血，可另换椎间隙穿刺，或改换全身麻醉，避免局麻药注入血液而发生毒性反应。

4. 当硬膜外腔穿刺成功，首先注射2%利多卡因3～4mL作为实验量，5分钟内观察是否出现下肢感觉与运动消失，以及血压迅速下降等症状，以便确定是否为误入蛛网膜下腔而产生的"脊麻"。

5. 硬膜外阻滞病人一旦出现突发性异常症状，如严重呼吸困难、循环虚脱与全脊麻现象，应立即实施抢救（包括气管内插管等）。

四、小儿硬膜外阻滞

（一）解剖生理特点

1. 小儿硬脊膜盲端终止于S_3水平，较成人低（成人则终止于S_2水平）。

2. 出生时脊髓终止于L_3水平，1岁时达L_1～L_2平面。

3. 小儿脊椎管末端的骶管终止于骶裂孔，骶管是腰部硬膜外腔的延伸，四壁覆盖骨膜，内含由腰骶神经丛与尾丛组成的马尾神经，以及硬膜囊的终端终丝。

4. 小儿皮肤至硬膜外腔距离短，穿刺时需注意。

5. 由于小儿硬膜外腔无脂肪填充，有利于局麻药扩散。

6. 小儿血流动力学稳定，硬膜外阻滞期间即使不预先补充血容量，血压波动也不明显。

（二）适应证与禁忌证

小儿硬膜外阻滞大多选择腰部或骶管部位，其适应证与禁忌证与成人大致相同。

（三）穿刺方法与用药

1. 小儿硬膜外穿刺大多不与合作，故大都在基础麻醉或浅全麻下进行，操作方法基本同成人，但需注意侧卧位的呼吸情况。

2. 腰部硬膜外阻滞一般选择L_3～L_4或L_4～L_5椎间隙，以避免损伤脊髓。小儿硬膜外阻滞用药与剂量除按体重外，临床上麻醉医师大都摸索出自己的用药经验，一般都能满足手术需要，但初学者必须在有经验的上级医师指导下进行。

五、骶管阻滞

经骶裂孔穿刺注射局麻药以阻滞骶神经丛称为骶管阻滞。操作时病人取侧卧抱膝位，使骶部突出，先确定骶裂孔，皮肤消毒后选用相关穿刺针，小儿则采用头皮针穿刺较好（小儿骶管阻滞常可替代相关硬膜外阻滞）。操作时针尖通过骶尾韧带时手感阻力消失，然后将针与皮肤呈水平位继续进针0.5～1cm，当抽吸无血液或脑脊液后，先注入生理盐水1～2mL无阻力，即可注射所各好的局麻药。应强调的是：骶管穿刺注意深度，避免误入蛛网膜下腔发生全脊麻。

第三节　蛛网膜下腔阻滞

蛛网膜下腔阻滞较硬膜外阻滞操作简便，虽临床应用较硬膜外阻滞少，但麻醉效果比后者阻滞确切。临床选用时除关注适应证与禁忌证外，还应根据手术需要、手术时间及麻醉医师自身操作熟练程度决定。

一、操作方法

（一）适应证

如下腹部、盆腔、下肢及会阴部手术（2~3小时以内）。

（二）禁忌证

1. 中枢神经系统疾病患者，如脑膜炎、颅内高压等。
2. 休克与血容量严重不足者。
3. 全身情况差、年老体弱与循环、呼吸功能不全病人，以及严重高血压病人。
4. 穿刺部位存在感染者，以及凝血功能异常病人。
5. 脊柱外伤或脊柱畸形者。
6. 患有精神病者。

（三）穿刺技术

1. 取病人侧卧弯腰位，腰部尽量弓成弧形，以便使棘突间隙扩展，有利于穿刺针通过棘突间隙。
2. 穿刺选点，成人一般选择L_3~L_4椎间隙，小儿通常选用L_4~L_5椎间隙，因脊髓在此稍偏上终止，穿刺伤及脊髓概率几乎是零。
3. 操作期间必须严格无菌技术，并自皮肤至棘间韧带沿途给予低浓度局麻药浸润，以减少穿刺疼痛。
4. 穿刺针在椎间隙之间逐步推进，体会穿破黄韧带时的阻力消失感（落空感），稍继续进针则有第2层消失感，此时提示已穿破硬脊膜与蛛网膜，拔出针芯则有脑脊液缓慢流出，即表明穿刺成功。
5. 将已备好的局麻药注入蛛网膜下腔。
6. 临床上蛛网膜下腔阻滞常用药物有丁卡因、布比卡因及利多卡因，一般中、短时间手术可选择利多卡因，而较长时间手术则采用丁卡因或布比卡因。经典用药为1%丁卡因 1mL、10%葡萄糖溶液1mL与3%麻黄碱1mL，即配成1∶1∶1重比重溶液。

二、麻醉管理

蛛网膜下腔阻滞病人麻醉管理至关重要，务必加以重视。在蛛网膜下腔用药后由侧卧位改为仰卧位，首先注意调节麻醉平面。

1. 由于局麻药可在蛛网膜下腔自由流动，故阻滞平面可随时发生变化，若麻醉平面过高可直接危及生命，过低则影响麻醉效果或麻醉失败。因此，除根据病人情况与手术要求调整麻醉平面外，还必须关注突发性异常症状的出现，以便于提早处理。

2. 加强生命体征监测，麻醉期间密切观察病人变化，及时面罩供氧吸入，保障静脉输液通畅，蛛网膜下腔阻滞常见异常症状有血压下降与心率减慢、呼吸抑制，以及恶心、呕吐等，一旦发生应给予针对性治疗与处理。

三、并发症

（一）易引起并发症的因素

1. 麻醉管理不当，如未能及时发现异常症状与有效处理。

2. 病人自身代偿功能减退，不能适应急性生理改变。

3. 未能严格无菌操作或采取蛮力操作。

4. 解剖关系不熟，或其他不明原因等。

（二）用药后与术中并发症

1. 循环功能影响　当阻滞平面超过T_4，常出现心率减慢、血压下降，严重者伴有恶心、呕吐、面色苍白、躁动不安等症状。遇此情况应及时、快速补充血容量，面罩充分供氧吸入，必要时静脉注射麻黄碱15mg，心率回升不明显者，可静脉给予阿托品0.3~0.5mg。

2. 呼吸功能影响　若平面过高，常因胸段脊神经阻滞而出现肋间肌麻痹，从而导致呼吸抑制，严重者呼吸停止、口唇发绀，甚至呼吸心搏骤停，此时应进行抢救处理（包括气管内插管与心肺复苏）。

（三）术后并发症

1. 头痛　发生率较高，多发生于术后1~3天，尤其抬头或坐位时加重，平卧安静期间减轻，一般多在4天后逐渐消失。

2. 尿潴留　蛛网膜下腔阻滞可使膀胱张力丧失，故恢复需要一定时间，当脊神经阻滞作用完全消失后可自行复原。

3. 马尾神经综合征　病人表现为直肠功能失调、会阴感觉消失、足下垂与尿潴留等，恢复常缓慢。

第四节　对椎管内麻醉的评价

据记载，椎管内麻醉始于19世纪90年代，经过不断总结、改良与逐步完善，已成为临床麻醉的重要组成部分，也是国内手术病人采用的主要麻醉方法之一，尤其在基层医院至今仍是主流。随着麻醉学科的发展，相关配套仪器、设备的研发、应用以及安全等问题，在麻醉方法的选择方面也逐渐发生变化，即全身麻醉不断增多（尤其大型医院全麻远多于椎管内阻滞），现今如此显著的变化，必定有其原因。

一、椎管内麻醉的利与弊

现就椎管内两种麻醉方法而言，无论采用蛛网膜下腔阻滞，还是选择硬膜外阻滞，各有优缺点，前者的特点除所需局麻药的剂量与容量均显著减少外，确能使机体感觉、运动神经阻滞完善，麻醉效果确切；而后者神经阻滞则需要局麻药的剂量与容量均较大，甚至时常存在局麻药中毒、神经阻滞不全或麻醉效果失败等。但后者可通过置管而间断、连续给药，有利于进行长时间的手术。此外，硬膜外阻滞还可用于术后镇痛。因此，将两者优点结合，临床上出现了脊麻（腰麻）–硬膜外联合阻滞。尽管如此，椎管内麻醉的后顾之忧仍颇大，主要来自两者的潜在严重并发症。

（一）硬膜外阻滞的分期

1. 早期　诱导药用后可引起病人突发性一系列生理性干扰，如出现血压、心率骤降，呼吸抑制或停止，恶心与呕吐等。上述反应程度与阻滞平面密切相关，平面越高，生理扰乱越重，甚至心搏骤停。

2. 后期　术后病人易出现头痛、尿潴留，严重者可造成马尾神经综合征、脊髓炎等。

（二）硬膜外阻滞的缺陷与并发症

1. 缺陷　临床上麻醉医师大都遭遇过硬膜外阻滞不全或失败，导致病人疼痛难忍，肌肉松弛欠佳，外科医师手术无法进行，此时若大量使用局麻药则担心中毒，无奈之下常改换全身麻醉。

2. 并发症　硬膜外阻滞较蛛网膜下腔阻滞多。

（1）早期：并发症与蛛网膜下腔阻滞所出现的突发性一系列生理干扰相同，但还增加了全脊麻、局麻药中毒，硬膜外导管折断，穿破胸膜等风险。上述并发症若治疗不及时或处理不当，甚至引发严重后果，乃至死亡（相关并发症主要与麻醉者初学或临床经验不足有关）。

（2）后期：

1）硬膜外血肿，一旦发生则可并发截瘫。

2）若穿刺操作造成脊神经根或脊髓损伤，病人一般症状程度不一，严重损伤时病人表现为剧痛，即刻出现软瘫，预后不良。

3）空气栓塞，穿刺后注气试验可意外进入循环，进气过多者则有致死可能。

4）硬膜外腔感染等。

综上所述，辩证观点认为事物总是一分为二，利与弊并存。椎管内麻醉尽管麻醉医师完全按操作规范实施，也不能完全杜绝相关并发症的发生，只是发生的概率不同而已。作为医师在医疗实践中谁都想一帆风顺，无任何并发症发生，但意外不以人的意志为转移，尤其盲目有创操作。换位思考，并发症发生在任何病人身上都是难以接受的，甚至使整个家庭受到影响。因此，麻醉选择必然要慎重，尽可能选择利多弊少的麻醉方法。

二、硬膜外阻滞与全身麻醉比较

由于蛛网膜下腔阻滞的手术适应证范围非常少，因而临床应用受到一定限制，椎管内麻醉只有硬膜外阻滞可以与全身麻醉相比，两者在临床麻醉中比较见表14-1。

表14-1 硬膜外阻滞与全身麻醉比较

名称	硬膜外阻滞	全身麻醉
适应证	大部分	全部
禁忌证	有	无
操作性质	盲探性、有创性、较繁琐	无创性、较简便
麻醉诱导	诱导速度慢	诱导速度快
麻醉效果（镇痛与肌松）	相对较差（存在阻滞不全或失败）	完全
术中意识	清醒	消失
术中舒适度	较差	满意
术中精神刺激	不同程度存在	消失
肌肉松弛	大多完善	完善
术毕清醒	清醒完全、迅速	清醒时间不一
手术医师满意度	较满意或不满意（如病人喊痛或肌肉松弛不够等）	满意
病人选择	较少	较多
临床应用	基层医院应用较多	大型医院应用较多
并发症	较多（除共同并发症外另有脊神经损伤、截瘫等）	较少
花费	少	多（2~4倍）

从表4-1可看出除花费少与术毕清醒完全外，全身麻醉优点明显多于硬膜外阻滞。因此，现今临床上全身麻醉数量猛增，详细、全面分析如下。

（一）操作性创伤

硬膜外阻滞其穿刺针较粗，可直接损伤韧带组织（棘上、棘间与黄韧带属纤维结缔组织），即使选择侧入法穿刺，也必须穿破黄韧带，若反复穿刺不顺利，可造成韧带组织蜂窝状损伤。纤维结缔组织损伤后即使愈合、修复也不同原样，甚至局部形成粘连、瘢痕，致使少数病人长时间术后腰痛、腰酸及不适感等，个别病人可持续多年。在硬膜外腔穿刺成功后置管期间，若导管触及脊神经根，可使病人突发性抽动，并喊叫，其强烈"触电"感觉常致使病人不安与恐惧。而全麻只要建立静脉输液通路，则可经静脉或呼吸道吸入实施麻醉操作，不适感极少，因此，全麻是无创性操作，而前者则是有创性操作。此外，从椎管的完整性来讲，尽管硬膜外穿刺造成的韧带组织损伤可以自行修复，但已失去椎管的完整性，毕竟椎管被穿刺。

（二）麻醉效果缺陷和生理功能影响

1. 硬膜外阻滞存在着麻醉不全，甚至失败可能。一旦出现，病人疼痛难忍，肌肉松弛不够，则造成手术无法进行，迫使不得不改换全麻，而后者麻醉均能达到手术目的。

2. 尽管大多硬膜外阻滞可达到相关的手术条件，但术中病人舒适度差，往往表现出来不适感（如病人固定一种姿势常感到劳累，四肢常活动或诉说难受等），迫使麻醉医师应用镇静和镇痛药，用药后个别病人非但不镇静，反而引起躁动（如使用地西泮或氯胺酮者），致使影响手术。

3. 胸部乳腺癌根治术或上腹部手术，过去临床曾较多选择硬膜外阻滞，但由于高位硬膜外阻滞容易产生呼吸、循环功能抑制，往往增加麻醉医师的管理难度，故现今此类手术大都为全身麻醉方法所替代。

4. 硬膜外阻滞并不能抑制腹腔内手术操作所致的迷走神经反射，以致在探查腹腔膈面或牵拉内脏时，易导致病人不适、恶心、心律失常、血压下降等变化，因此，临床普遍认为硬膜膜外阻滞用于上腹部手术并非是完善的麻醉方法。

5. 硬膜外阻滞所解决的手术范围较窄（如颅脑、眼、耳、鼻、喉、口腔、胸腔、心脏等手术则不能选择该方法），而全身麻醉则都能解决。

（三）相关麻醉并发症

硬膜外阻滞与全身麻醉除所共有的并发症外，由于前者属盲探性、有创性操作，因而还增加了脊神经或脊髓损伤导致机体的某一区域运动受限，甚至截瘫的可能性，一旦发生则是严重的并发症。正因为硬膜外腔穿刺是一种盲探性（肉眼无法观察）操作方法，所以容易发生。该并发症虽占比例很少，但毕竟时有发生，可直接造成病人术后生活质量下降。而全麻所特有的并发症则是上呼吸道梗阻、气管内插管所致的心血管应激反应、食管误插等，但都能相对预防。

（四）麻醉费用

现今硬膜外阻滞所花费用显著低于全身麻醉，这是该麻醉方法的一大优点，尤其符合国情，因此，在基层医疗单位，以及农、牧、矿区等医院仍是主流。

总之，通过综合判断分析，硬膜外阻滞其缺陷较多，随着国民物质生活的提高，意识观念的改变，人们对事物总是通过比较加以鉴别，麻醉也是同样，必然选择利大于弊者，故今后手术病人可能选择全身麻醉者则会越来越多。

第十五章　腔镜手术的麻醉

随着高精度光学技术、高清晰度摄像系统与各种内镜手术器械的出现，现今临床上腔镜手术得到迅速发展。尤其具有创伤小、痛苦少、对机体内环境干扰轻，且疗效可靠、术后恢复快、住院时间短，以及符合机体美观等特点，已得到现代临床外科的普遍认可。腔镜技术主要涉及胸部外科、腹部外科、泌尿外科与妇科、耳鼻咽喉科等手术。上述各科手术又有着不同特点，胸腔手术需要患侧肺脏萎陷，腹部与妇科手术则必须在气腹下进行，膀胱镜与宫腔镜则需要灌洗液充盈，而鼻窦镜务必控制鼻腔出血。此外，上腹部手术需要头高位，下腹部与妇科手术则要求头低足高位，肾脏手术则需将腰部突出侧卧位，而膀胱镜与宫腔镜手术则安置为截石位。由于体位的改变及"气腹"与肺萎陷的特点，其均可影响或干扰病人的生理功能。因此，腔镜手术对麻醉提出了新的要求。

第一节　腹腔镜手术的麻醉管理

腹腔镜手术其突出特点是将二氧化碳气体注入腹腔，使腹壁与内脏空间扩大，脏器与腹壁隔开，创造清晰的视野，以利于手术操作。但人工气腹的速度、压力、二氧化碳气体的吸收，以及体位的改变等均可对机体生理功能产生负面影响，尤其是对循环与呼吸功能的干扰. 故麻醉医师除做好麻醉管理外，还必须关注气腹与体位对机体的影响。

一、腹腔镜手术对生理功能的影响

（一）人工气腹

1. 对循环功能的影响气腹压力的增高，首先出现心血管系统的改变。气腹压在10mmHg时可压迫内脏小静脉，致使腹腔脏器（肝、肾、胃、脾等）贮血量减少，静脉回流量增多，中心静脉压升高，表明下腔静脉与内脏血管受压；当气腹压上升为15mmHg时，回心血量减少，心排血量降低；若气腹压达到20mmHg以上，其回血量明显减少，心排血量则显著下降。此外，气腹压增高还可通过迷走神经反射引起心率减慢，严重者可发生心脏停搏。

2. 对呼吸功能的影响。

（1）随气腹压力增高，可压迫膈肌向胸腔内移位，引起肺泡无效腔量增多、功能残气量（functional residual capacity，FRC）降低、肺容量减少、胸肺顺应性下降、呼吸道内压上升、呼吸道阻力增高，从而容易导致机体低氧和高碳酸血症的发生。因此，腹腔镜手术病人选择气管内插管全身麻醉才安全。

（2）若全麻病人气管内插管稍深，加之膈肌向胸腔移位，造成气管长度相对缩短，容易造成气管导管尖端接触隆突或进入一侧支气管，从而容易引起意外性单肺通气，应予以警惕。

（二）对肾功能的影响

当气腹压达到20mmHg时，肾血管阻力增高，肾血流量减少，肾小球滤过率下降，肾功能开始受到影响（尿量可减少）。

（三）氧化碳吸收后对机体的其他影响

由于气腹压力增高，持续时间较长，可促进CO_2向腹膜内渗透并吸收，腹腔压力越大，手术时间越长，CO_2吸收入血则越多，机体CO_2蓄积可引起酸中毒，严重者导致心律失常。对于老年、肥胖和伴有阻塞性呼吸功能障碍病人，则影响更为显著。

（四）体位的影响

在腹腔镜手术期间需改变病人体位，以满足手术操作需要，但是也增加了对机体的不利影响。

1. 上腹部腹腔镜手术常使头胸部处于高位，若是体质较差且血容量不足病人，该体位可减少回心血量，从而容易出现低血压。

2. 下部腹腔镜手术（如妇科腹腔镜手术）则使头低足高体位，腹腔内压需达20～40mmHg，除膈肌上移使肺容量减少外，容易引起上腔静脉回流受阻脑静脉淤血，以致颅压与眼压增高。

二、实施麻醉要点

（一）术前准备

若病人存在心、肺功能障碍者，提早监测心电图与检查肺功能，以评估能否耐受二氧化碳气腹对心、肺功能的影响。肥胖病人及孕妇通常腹腔内压较高，二氧化碳气腹后更容易引起恶心、呕吐与误吸，术前或术中可预防性应用镇吐药或抗酸药。

（二）麻醉选择

腹腔镜手术的麻醉选择气管内插管全麻或采取硬膜外阻滞均可，但以前者更为理想，一般不提倡后者，尤其年老体弱、肥胖病人与手术时间较长的复杂手术，以及患有心、肺疾病者，选择气管内插管全麻控制呼吸更为安全。

（三）气管内插管全麻

1. 气管内插管可防止腹腔压力增高引起的胃内容物反流与误吸。

2. 气管内插管可保障呼吸道通畅，维持有效气体交换量，以对抗膈肌向胸腔移位所致的肺容量减少，并能借助监测呼气末二氧化碳分压（$P_{et}CO_2$）调节呼吸参数，确保每分钟通气量，以维持$PaCO_2$在正常范围内。

3. 至于全麻药与辅助药的应用则根据病人全身状况和对药物的反应而选择，通常以选用速效、短效静脉全麻药（如丙泊酚、咪达唑仑等）与麻醉性镇痛药（芬太尼类），以及肌松药（维库溴铵等）复合麻醉（即全凭静脉全麻）为佳。

4. 由于腹腔镜操作切口小，疼痛刺激显著低于剖腹手术，故选择超短效静脉麻醉药更为理想，如丙泊酚与瑞芬太尼搭配，作用时间短、无蓄积（更适宜肥胖病人），且两药消除不依赖肝、肾功能，故术毕病人苏醒迅速。此外，两药的优点还在于可降低颅压和眼压，适合于头低足高体位手术所致的物理性颅压和眼压暂时性增高。但瑞芬太尼停药后可引起术毕疼痛快速恢复，可与手术医师协商，在手术切口处注射少量局麻药即可，或术后给予PCA镇痛。

5. 若采用喉罩建立人工呼吸道实施控制通气，可显著减少或避免由气管内插管所致的心血管应激反应，其麻醉更加平稳，病人术中舒适度明显提高。

（四）硬膜外阻滞

全身状况良好病人，且手术时间较短者，也可选择硬膜外阻滞，但术前务必详细了解病人心、肺功能状况，心、肺功能代偿不良者不宜选用该方法，因二氧化碳气腹后可出现缺氧与高碳酸血症，以及心排血量降低等一系列呼吸、循环功能的改变。此外，硬膜外阻滞平面过高也抑制呼吸功能，并干扰循环的稳定。二氧化碳气腹与硬膜外阻滞平面过高，两者相加可加重干扰呼吸、循环功能，故一般不主张采用此法，若选择该法，务必严密观察病人，并备有针对性措施。

（五）术中监测

通常除监测循环功能（心率、血压、心电图）外，对二氧化碳气腹病人监测SpO_2与$P_{et}CO_2$至关重要，可随时了解机体是否缺氧与二氧化碳蓄积。通常术中一般采用适宜的过度通气，以排除体内过高的CO_2。手术结束后应使腹腔内气体充分排除，待病人意识恢复，呼环及循环稳定，无异常情况时方可拔除气管内插管，观察后护送病房。若术后病人出现呼吸异常，应行血气分析，给予针对性治疗与处理。

三、麻醉与术中注意事项

1. 麻醉前建立静脉通路应选择上肢静脉，因腹腔内压增高可压迫下腔静脉，影响血液回流，上肢静脉通路也有利于麻醉用药。

2. 全麻诱导面罩通气期间，其辅助潮气量不宜过大，以避免氧压过高进入胃肠道，形成胃肠积气，气腹后腹腔压增高易引起胃内容物反流。

3. 人工"气腹"时腹腔内压应控制在 $10 \sim 15mmHg$ 为理想（上腹部手术），若腹腔内压超过 $20mmHg$，应密切监测呼吸与循环功能。为避免腹腔内压增高所致的相关并发症发生，可建议手术医师使用腹壁提升器。

4. 当术中采取头高足低体位时，病人易出现外源性肺容量减少与气腹所致的 $PaCO_2$ 增高，选择气管内插管全身麻醉，可根据气道压力与 $P_{et}CO_2$ 监测结果来调节机械正压通气的潮气量及频率，以便缓冲对呼吸功能的影响。

5. 术中若出现意外性血管损伤而引起难以控制的出血，须改为剖腹手术者，麻醉医师应予以积极配合，并及时输血、补液，甚至应用血管收缩药，以维持循环功能稳定。

6. 若选择硬膜外阻滞，尤其下腹部手术（包括妇科手术）需采取头低足高体位，加之腹腔内压一般在 $20 \sim 40mmHg$，该体位与腹腔高压双重作用，可致膈肌上移且胸廓运动受限，肺容量减少、呼吸幅度降低，从而加重对呼吸功能的影响，临床主要表现为 CO_2 上升、SpO_2 下降，务必引起注意。因此，麻醉操作与术中监测应由具有丰富临床经验的麻醉医师实施为好，以防不测。

四、并发症及其防治

1. 术中气腹不当可引起气胸、纵隔气肿或皮下气肿等，尤其腹腔内压超过 $20mmHg$ 时，气体可通过食管裂孔或受损组织进入纵隔或胸腔，导致纵隔气肿并移位，心脏受压及张力性气胸，甚至发展至颈部、胸部皮下气肿。选择硬膜外阻滞的病人，可表现为呼吸困难、口唇发绀、血压下降，听诊肺呼吸音低弱等症状。实施胸腔穿刺引流排气，病情可好转，抽取胸腔气样化验分析可明确诊断。总之，若发现呼吸困难或机械通气阻力过高，并有皮下气肿者，应考虑张力性气胸发生，并进行针对性处理，不得延误。

2. 气栓形成是很少发生的严重并发症，可能原因为气腹针不慎穿入血管或气体进入破损的静脉而造成大量 CO_2 气体进入血循环。术中病人一旦出现口唇发绀、SpO_2 突然下降、心率减慢、血压降低、循环虚脱、$P_{ety}CO_2$ 迅速上升、瞳孔散大等，可能是发生气栓。此时应立即暂停手术，解除气腹，纯氧通气且将病人处于头低足高左侧卧位，必要时经中心静脉抽出相关气体，或进行高压氧治疗。

3. 气腹形成的腹腔内压力增高，可使迷走神经张力增强，由此导致心动过缓，严重者可心律失常，甚至心脏停搏，应及时给予阿托品处理。

4. 术中引起高碳酸血症主要为腹腔内压过高、手术时间较长，二氧化碳吸收入血过多造成。因此，对高碳酸血症病人应逐渐改普通气，缓慢降低 $PaCO_2$，使呼吸与循环中枢有一段适应过程，不可骤然进行过度通气，以避免二氧化碳排除综合征的发生（其临床表现为：血压剧降、脉搏减弱、呼吸抑制等征象，称为二氧化碳排除综合征，严重者可引起心律失常，甚至心脏停搏）。

第二节 胸腔镜手术的麻醉管理

早期胸腔镜手术是在局部麻醉下实施操作，由于光源不足，视野狭小，操作受限，阻碍了该手术的发展。现今胸腔镜技术已趋于完善，且能实施较为复杂的胸腔手术，这是由于麻醉医师掌握的双肺隔离技术与外科手术方法、技术提高的结果。因此，胸腔镜手术大都采用双腔支气管内插管全身麻醉。

一、胸腔镜手术的特点

普通开胸手术由于切开胸壁肌肉与肋骨的牵拉或切断，可导致术后严重的胸痛与咳嗽受限，不同程度地影响了病人的呼吸功能。胸腔镜手术创伤小，显著降低了相关生理功能的干扰，明显减少了术后并发症。与腹腔镜手术的不同点在于：不需要胸腔充气则能达到清晰的视野，主要来自麻醉医师实施双肺隔离技术，创造患侧肺脏完全萎陷，以提供手术操作条件。

二、麻醉实施要点

因该手术麻醉与开胸手术大致相同，故术前病人评估与麻醉准备及选择同常规开胸手术，也是通过全麻建立双腔支气管内插管，只是务必将双腔支气导管插入到位，方能使双肺隔离完善，通过单肺通气使手术侧肺脏完全萎陷，这是胸腔镜手术的关键。由于胸腔镜手术创伤与操作刺激远低于开胸，故麻醉深度适中即可，不必太深。至于选择全凭静脉全麻或静-吸复合全麻均可，一般无特殊要求，但相关监测必须具备（如血压、心率、SpO_2、PCO_2等）。

三、麻醉与术中注意事项

1. 术毕经双腔支气管内插管吸净患侧肺内血性分泌物，且在胸腔镜直视下缓慢膨胀萎陷肺，防止出现肺不张。

2. 术中防范低氧血症与复张性肺水肿等。复张性肺水肿是继发于各种原因所致的肺萎陷后，当肺迅速复张后而发生的肺水肿。引起复张性肺水肿的原因可能与手术中持续性胸腔内吸引，致使胸腔内负压增高；此外，患侧萎陷肺因缺氧而血管扩张、渗透性增加，以及回心血量增加，造成肺循环血量增多等因素有关。

第三节　鼻腔镜手术的麻醉管理

自鼻腔镜用于临床以来，其优越性日趋明显，现鼻腔疾病大都在鼻腔镜直视下进行，故国内已广泛开展。由于鼻腔属管腔视野（如术野部位深且狭窄），鼻腔血管非常丰富，且黏膜组织脆弱，故术中很易出血，并止血困难。因此，除要求麻醉平顺外，控制性降压是关键。

一、鼻腔镜手术特点

鼻腔镜手术是借助显示屏系统直视下进行病灶切除的一种新技术，几乎所有鼻腔疾病都可在鼻腔镜直视下实施手术治疗。但鼻腔组织出血难以止血，则直接妨碍其观察，判断病灶切除的范围，是否损伤正常组织。因此，手术要求控制性降压来解决鼻腔出血问题。

二、实施麻醉要点

1. 该手术一般采取气管内插管全身麻醉，一方面气管内插管可防止鼻咽腔血分泌物流入气管内引起误吸，另方面保障有效通气，才能有利于控制性降压。

2. 控制性降压一般在手术医师收缩鼻腔黏膜后进行，以尽量缩短降压的时间。

3. 临床降压方法较多，一般在维持一定麻醉深度的情况下，通常选择硝普钠适量持续泵入较理想。

三、麻醉注意事项

降压药大都存在血管扩张作用，有时尽管降压理想，甚至血压降至过低，但鼻腔组织渗血仍显著。因此，不应完全依赖降压药，应选择性使用麻醉药以加深麻醉，如吸入异氟烷复合麻醉性镇痛药瑞芬太尼等。

参考文献

［1］王欣然，杨莘. 危重病护理临床实践［M］. 北京：科学技术文献出版社，2013.

［2］邱海波，黄英姿. ICU监测与治疗技术［M］. 上海：上海科学技术出版社，2014.

［3］周立，席淑华. 重症监护掌中宝［M］. 北京：人民军医出版社，2014.

［4］张怡泓，石虹，陈璐. 临床护理实践指南［M］. 北京：人民军医出版社，2015.

［5］邓小明，姚尚龙，于布为，等. 现代麻醉学［M］. 北京：人民军医出版社，2015.

［6］李学林. 实用临床中药学［M］. 北京：人民卫生出版社，2016.

［7］蔡为民，吕迁洲. 临床药学理论与实践［M］. 北京：人民卫生出版社，2016.

［8］吴新民. 麻醉学—前沿与争论［M］. 北京：人民卫生出版社，2016.

［9］杨承祥. 麻醉与舒适医疗［M］. 北京：北京大学医学出版社，2016.

［10］王世泉，王明山. 麻醉意外［M］. 北京：人民卫生出版社，2016.

［11］孟庆云. 小儿麻醉学［M］. 北京：人民卫生出版社，2017.